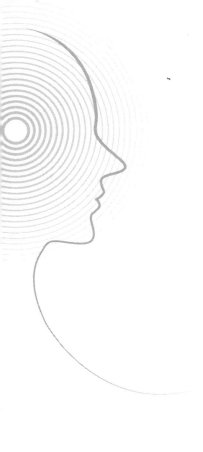

迷人的
大脑

从神经科学认识我们的
大脑及其背后的故事

[美] 马克·丁曼 著
（Marc Dingman）

刘林澍 译

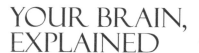

YOUR BRAIN,
EXPLAINED

**What Neuroscience Reveals About
Your Brain and its Quirks**

机械工业出版社
CHINA MACHINE PRESS

本书分为10章，分别就恐惧、记忆、睡眠、语言、悲伤、运动、视觉、快感、痛觉、注意等有关大脑的功能进行了生动阐述。并就大脑无法工作时，导致的异手综合征、致死性失眠症、面孔失认症、睡眠瘫痪、命名性失语症、偏侧空间忽略症、癫痫、抑郁症、强迫症、阿尔茨海默病等进行了解释。本书在解释大脑的这些功能的过程中，将帮助我们获得关于大脑如何运作的一些基本概念及机制等，让我们对大脑所做的一些有趣的、奇特的、令人目瞪口呆的事情有足够深入的思考，从而让我们更加了解神经科学知识的最新进展、更好地理解自己某些行为背后的原因。

北京市版权局著作权合同登记 图字：01-2019-6298 号。

图书在版编目（CIP）数据

迷人的大脑：从神经科学认识我们的大脑及其背后的故事／（美）马克·丁曼（Marc Dingman）著；刘林澍译. —北京：机械工业出版社，2021.12（2024.1 重印）

书名原文：Your Brain, Explained: What Neuroscience Reveals About Your Brain and its Quirks

ISBN 978-7-111-69841-8

Ⅰ.①迷… Ⅱ.①马… ②刘… Ⅲ.①大脑-普及读物 Ⅳ.①R338.2-49

中国版本图书馆 CIP 数据核字（2021）第 254333 号

机械工业出版社（北京市百万庄大街22号 邮政编码100037）
策划编辑：坚喜斌　　　　　责任编辑：坚喜斌　陈　洁
责任校对：刘雅娜　黄兴伟　责任印制：郜　敏
三河市骏杰印刷有限公司印刷
2024 年 1 月第 1 版·第 2 次印刷
145mm×210mm·9.25 印张·1 插页·153 千字
标准书号：ISBN 978-7-111-69841-8
定价：65.00 元

电话服务　　　　　　　　　　网络服务
客服电话：010-88361066　　机 工 官 网：www.cmpbook.com
　　　　　010-88379833　　机 工 官 博：weibo.com/cmp1952
　　　　　010-68326294　　金 书 网：www.golden-book.com
封底无防伪标均为盗版　　机工教育服务网：www.cmpedu.com

送给小奇和菲亚

——我的小科学家们

致 谢

健康大脑的任何一种活动，比如我写下这些文字，以及你捧起这本书阅读，都需要一长串脑区的相互协同。缺了任何一个脑区，整个体系都会崩溃，事情也别想办成。本书的创作同样如此。许多人都为此做出了直接或间接的贡献，缺了他们中的任何一位，这本书都无法面世——即便强行推进出版，质量也绝对难以叫人满意。

尼古拉斯·布雷利出版公司（Nicholas Brealey Publishing）是这本书得以出版的关键。感谢艾莉森·汉基（Alison Hankey）刚读到手稿就发现了它的潜力；感谢米歇尔·摩根（Michelle Morgan）从头到尾指导出版过程；感谢布雷特·哈尔布莱布（Brett Halbleib）宝贵的编辑建议；当然也要感谢团队中的其他人，虽然我到头来也没认全，但他们的幕后工作让这本书的出版成为可能。

我还要感谢我的经纪人琳达·康纳（Linda Konner），若不是她的热情鼓励，我不会相信真有人会想读我写的东西。

我要特别感谢汤姆·古尔德（Tom Gould）花时间阅读我的手稿并加以核对。他简洁的反馈使这本书有了实质性的改进。对其他阅读了本书各个章节并提出了批评或赞许的人，特别是弗兰克·阿姆索尔（Frank Amthor）、迪安·伯内特（Dean Burnet）、莫赫布·科斯坦迪（MohebCostandi）、约翰·道林（John Dowling）和斯坦利·芬格（Stanley Finger），我也要衷心地感谢。他们愿意花时间阅读和评论我的作品，而且不求回报（除了一顿午餐或面世后的一本新书），他们的慷慨让我感动。

特别要感谢我的父母，感谢你们强有力的支持，对我无条件的包容和对我坚定的信心——即便有时我其实愧对这些。你们的信任最终让我选择相信自己，也让我下定决心开始写这本书。没有你们，这本书根本不会存在。

在这趟旅程中，妻子米歇尔始终陪伴在我左右，对我而言这实乃一桩幸事。她一开始就支持我，即使对我偶尔漫谈的想法是否真有意义她也没有把握。谢谢你容忍我早睡，这样我可以每天天不亮就起床写作（这只是我诸多怪癖中的一种），也谢谢你在我创作期间为我承担的一切——你承担得太多了，我甚至无法在这里一一列出。知道你总在我的身后，能让我迈出的每一步都更加坚定。

对我的宝贝小奇（Ky）和菲亚（Fia），感谢你们带来的欢笑，让我认识到了什么才是生命中真正重要的。我每天都在努力工作，希望能有所成就，让你们为有这样一个老爸而感到自豪，希望这本书就是其中之一。

最后，自我在美国宾夕法尼亚州立大学任教以来，已有 3500 多名学生选修过我的课程，能与你们相逢是我的荣幸！我想不出有什么比教授关于神经科学的知识更能激发我学习神经科学的欲望了。从你们的眼睛里，我能看到当年自己开始研究大脑时的纯真与好奇。

前 言

1908 年，科特·戈德斯坦（Kurt Goldstein）医生遇见了一个极不寻常的病例。当时，戈德斯坦从医学院毕业才五年，正在德国一家精神病院实习，几十年后，他将成为一名备受尊敬的神经心理学家和一位颇有影响力的作家。他是早期倡导用"整体疗法"（holistic approach）治疗神经科病人的学者之一，强调医生应将病人看作一个个体——一个完整的有机体——而不仅仅是一系列症状的集合。在第一次世界大战期间，他创办了一家医院，用整体疗法治疗脑部受伤的士兵，在他因自己的犹太血统被赶出德国以前，成千上万名士兵在那里接受了治疗。但在早年驻院实习时，戈德斯坦已经遇到了可能是他见过的最奇怪的病例。

病人是一名 57 岁的妇女，两年前曾患过中风。最初，中风让她的左臂瘫痪了。随着时间的推移，她的手臂恢复了运动能力，但留下了一个奇怪的并发症：她的左手似乎产生了"自己的想法"。有时它会违背她的意愿"自行其是"，有时又会顽固地干扰她右手的动作。她形容道："它自己想做什么，就做什么。"[1] 当她用右手取杯子喝水时，左手会夺过杯子倒个底朝天；晚上躺下睡觉时，左手会将毯子从她身上扯下来。还有一次，她的左手甚至开始用力掐她的脖子！

戈德斯坦知道，一些病人左右手的行动确实会相互抵牾，但像这样极端的症状他还是头一回见。病人的左手对她自身意志的忤逆是如此鲜明，以至于她开始怀疑这只手是被什么东西"附身"了。

戈德斯坦试图解释这一现象。他最终断定，这位妇女的异常行为一定是因她大脑中某种交流的中断所致——左臂的运动通常受大脑右半球的控制，也许她大脑右半球的感觉和运动区由于某种原因，未能协调她左侧肢体的活动？以上解释显然不够具体。总的来说，这个病例给年轻的戈德斯坦造成了深深的困扰。

自戈德斯坦所在时代以来，类似这样的病人已出现了数百例。许多这样的病人都有一只手特别"逆反"，就像一位心怀怨愤的丈夫或妻子，对"配偶"的一举一动都看不惯。当病人用一只手扣上衬衫的纽扣时，另一只手会坚决地将扣子解开；如果他拿起一本书来读，空着的手会抢过书并摔在桌上；他若将一口食物送到嘴边，那只"邪恶的"手就又会横加阻挠并将勺子拽走。有时，"失控的"手会显得相当狂躁，对病人或附近的他人实施暴力攻击。

这种现象被称为"异手综合征"，因为对病人来说，"失控的"手似乎拥有自己的意图，而且这些意图往往显得十分陌生，让他们很难相信控制它的指令其实源于自己的大脑。他们会感到自己与"失控的"肢体奇怪地脱了节，有时候只有看到它还长在自己身上，他们才会相信它仍然是自己身体的一部分。事实上，如果你在病人的"异手"以上述方式阻碍他们行动时给他们戴上眼罩，他们往往会认为这些干扰是由他人造成的，而不是自己的手在那儿捣蛋。

异手综合征相当罕见，而且通常与某种脑损有关——要么是突发性的结构损伤，如中风导致的脑损；要么是进行性的功能减退，常见于阿尔茨海默病患者。通常，大脑中受损的区域原本负责防止不必要的运动，或者使大脑的两个半球能够相互沟通，以协调肢体的活动（两侧的肢体分别由大脑的两个半球交叉主控）。因此，尽管戈德斯坦无法明确指出病人的神经系统存在什么问题，但他对此解释的大方向还是靠谱的。

第一次读到"异手综合征"的相关资料时，我还是个本科生。那时我选修的心理学课程会讲授一些基础的神经科学知识。在这门课上，我第一次真正接触了关于大脑的研究，"异手综合征"让我大吃一惊。这样的病例我闻所未闻，而且从来没有想象过这种不同寻常，并且违背直觉的状况。我被深深地迷住了。我不能说读到"异手综合征"相关资料之时就是我决定研究大脑之际，但它确实激励了我，让我有意愿更深入地了解这个不可思议的神秘器官。不久之后，我决定攻读神经科学博士学位。我当然不是唯一一个对大脑着迷的人。差不多在我全身心投入学习的那段时间里，神经科学研究也迎来了它的鼎盛时期。

一小部分人，像科学爱好者、神经科学家等，对大脑的热爱是一以贯之的，但对神经科学的兴趣在 20 世纪 90 年代和 21 世纪初确实变得更加普遍了。在 20 世纪 90 年代，新的神经成像方法（这个术语并不特指某种特定的方法，只要能让科学家生成大脑的图像，任何方法都可以算进去）让人们有能力将大脑的活动可视化，这些彩色的图像让科学家和公众都大感兴趣。同样在 20 世纪 90 年代，原本被设计用于影响大脑功能的抗抑郁药物作为普通医疗手段变得格外流行，人们由此产生了一种乐观情绪，认为我们可以操纵大脑，以此治疗棘手的精神障碍（至少能让人们的精神生活更加积极向上）。新的技术预示着未来更为惊人的进步。

这些发展让神经科学开始升温。人们意识到，如果我们能将人格的基础和行为的诱因追溯到大脑，那么了解我们自己的最好的方法可能就是搜集更多关于大脑如何运作的知识。仿佛一夜之间，神经科学就成为一个"风口"。

然而，初出茅庐的大脑爱好者很快就会认识到，要获得关于大脑的准确信息并不是那么容易的。神经科学领域的许多著作对普通人（甚至一些资历尚浅的神经科学家）来说，理解起来都太难了。而那些为大众读者编写的材料有时会走向另一个极端：它们对大脑的论述过于简化了，以至于无法准确地描绘这个器官及其功能。而许多大众媒体发布的消息更是耸人听闻，扭曲了不少读者对神经科学真实能力的认知。

假如你有意愿了解大脑，又希望避免这些极端的情况，我希望这本书能满足你的要求。本书是为没有神经科学背景（或实际上没有任何科学研究背景）的读者写的。同时，我试图避免对事实的过度简化，因为那会导致对大脑不准确或不完整的理解。我还将努力介绍有关神经科学研究现状的令人振奋的真相，而不夸大我们迄今取得的成就——或未来可能取得的成就。

本书分为 10 章，每一章都涉及大脑的一种功能。在解释这些功能的过程中，我将帮助你获得关于大脑如何运作的一些基本的概念，向你介绍一系列大脑区域和相应机制。这本书传授给你的神经科学知识应该让你有能力阅读该领域的最新进展、与朋友谈论大脑功能，甚至有可能更好地理解自己某些行为背后的原因。

不管怎么说，神经科学都是一个十分庞大的领域。虽然我们已经拥有了很多关于大脑的知识，但仍有很多东西没有得到解释。因此，这本书必然只是一本介绍大脑的书籍，而不是一部关于该器官所有知识的详尽指南。事实上，我希望这本书能让你对大脑所做的所有有趣的、奇特的、令人目瞪口呆的事情有足够深入的思考，当你读完这本书时，你会发现自己怀揣的问题比开始阅读的时候更多，这些问题可能促使你继续学习神经科学。但是，即使你找到了所有这些问题的答案，关于大脑，你所不了解的仍然会比你已经了解的要多得多。说实话，完全解释大脑绝非我们一生中可能企及的壮举。即使是我们最伟大的神经科学家也只了解大脑运行原理的很小一部分。

尽管如此，我依然希望这本书能帮助你更好地了解位于你颅腔内的那块重约1400克、拥有奇怪褶皱的组织。它远非完美，但它拥有无与伦比的能力，能完成分配给它的许多任务。这就是像我这样的人毕生致力于向他人传授大脑知识的原因之一。我实在想不出世界上还有什么更有趣的事物像这样值得让我花时间谈论，或者撰写与之相关的作品。

目 录

第 1 章

恐 惧

当美国艾奥瓦大学（又译为爱荷华大学）的研究人员在20 世纪 90 年代初第一次见到 SM（为保护她的隐私，我们使用姓名的首字母缩写）时，将她描述为一名 30 岁的女性，智力正常，性格开朗。虽然这种描述没有什么特别之处，但科学家们对 SM 感兴趣的原因是她的知觉能力有一个奇怪的缺陷：她很难从其他人的脸上识别出情绪，特别是恐惧情绪——SM 似乎无法仅仅根据面部表情来判断某人是否感到害怕。[1]

对大多数人来说，从他人脸上看出对应的情绪是一种十分自然的能力——这也是我们在几乎每一次社会交往中都非常依赖的一项技能。因此，研究人员对 SM 的缺陷很感兴趣，他们说服她参加了一些测试。很快，他们意识到她对恐惧表情的识别要比对其他表情的识别困难得多：她似乎对这种情绪相当陌生。

以 SM 在遇到艾奥瓦大学的科学家前不久的一次经历为例。那是在某天晚上 10 点左右，她独自一人在一个毒品泛滥和犯罪猖獗的地区步行回家（很多人甚至都不愿意在晚上独自开车经过这种地方）。当她走过一个公园时，一个坐在路边长椅上、据她描述看上去"像是个瘾君子"的家伙朝她挥手，喊她过去。

大多数人遇到这种情况怕是都会埋头继续往前走，很可能还会将步子加快一些。但是，SM 自信地朝那个男人走了过去。当她靠近他时，他突然跳了起来，一把拽住她的领子，将她按倒在长椅上。他摸出一把小刀抵住她的喉咙，嘶吼着："看我宰了你!"

假如你是 SM，这会儿你会想些什么？感受如何？如果像大多数人一样，你的心脏会开始狂跳，你的呼吸会变得浅而急促，你的大脑会被一大堆疯狂、慌乱的念头所淹没。

但 SM 并没有这样。面对这名男子的威胁，她回应道："要是你想宰了我，得先过我的守护天使这一关。"或许是被她不慌不忙（而且说实话是有些怪异）的反应吓到了，又或许是因为打从一开始就没想要做什么过分的事，那个人放走了 SM。她继续悠闲地走在回家的路上，仿佛并未遭受什么特别的创伤——她有些恼怒，但并不恐惧。[2]

SM 是个弱女子，也没受过什么特殊的格斗训练，所以很难想象被人用刀架在脖子上的时候她的信心从何而来。但恐惧似乎并不在她的"情绪字典"里。她能回忆起小时候感到害怕的例子，但这种事情在她成年后的生活中完全消失了。

科学家尝试了各种方法，试图唤醒 SM 的恐惧情绪。有些方法是他们常用的，有些则不是。[3] 比如说，得知她不喜欢蛇和蜘蛛后，研究人员把她带到了一家非主流宠物店。在一堆虫子和爬行动物的包围中，她并没有害怕，反而表现出强烈的好奇心。尽管店员警告她蛇很危险，她还是反复要求让蛇攀在自己的胳膊上。她还想试着去摸一只狼蛛——就算你完全没有"狼蛛恐惧症"，对这种行为可能也会感到有些不安。

研究人员又把 SM 带到肯塔基州路易斯维尔的韦弗利山疗养院，那儿被不少超自然现象爱好者认为是美国极其灵异的地方之一。虽然我们中许多人或许都有能力穿行于那栋楼，而不会真的感到害怕，但当穿着道具服的人从昏暗的角落里跳出来时，就算你早有心理准备，也可能会被惊到，甚至情不自禁地尖叫。但是，SM 可以面带微笑地在楼中行走，时不时地嘲笑那些竭力想要吓唬她的"怪物"。她甚至戳了戳其中一个"怪物"的脑袋，因为她很好奇那件道具服是什么质地的，这令对方惊讶不已。

最后，研究人员让 SM 看了几部恐怖电影，如《午夜凶铃》《女巫布莱尔》和《闪灵》。她反映说这些电影很有娱乐性，有时也很刺激，但并不令人害怕。她看了六部公认的恐怖电影，做出恐惧反应的次数为零。

由于无法体验恐惧，SM 成为医学界最为著名的"病例"之一。如今她已经 50 多岁了，在过去的 25 年里，她接受了多方研究，人们希望她的"恐惧匮乏"能揭示普通人之所以会感到恐惧的一些原因。

但是，关于 SM 的另一个事实对于理解她的情况至关重要：她患有一种非常罕见的遗传性疾病，叫皮肤黏膜类脂沉积症（Urbach-Wiethe disease）。这种疾病通常不致命，但它会损坏大脑，特别是靠近太阳穴的，被称为颞叶（temporal lobe）的脑区。在颞叶深处有一个叫作杏仁核（amygdala）的区域，它可能对我们理解恐惧至关重要——这正是 SM 无法体验的那种情绪。

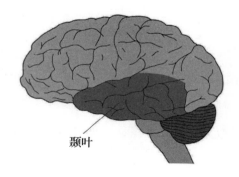

颞叶

大脑中的"杏仁"

"杏仁核"这个名称来自英文单词"杏仁"（almond），我们之所以这么叫它，是因为它的形状有点儿像杏仁。如果你只观察大脑的表面，是看不见杏仁核的：你需要一把手术刀和一些解剖大脑的专业技巧。尽管我们经常谈论杏仁核，但实际上杏仁核一共有两个——双侧颞叶下各一个。我们的大脑被分成左右两个半球，它们维持着一定程度的对称性，与大脑的许多其他部分一样，杏仁核也就成了神经科学的一个奇特惯例的牺牲品，即用单数名词表示双重结构。

神经元是大脑的基本组成部分，大脑中共有约 860 亿个神经元，其中每一侧杏仁核都占了 1200 万个。[4] 尽管如此，杏仁核并不是一个非常显眼的结构。直到 19 世纪早期，它才被认定为一个独立的脑区。即便如此，直到 20 世纪中叶，研究人员才开始将杏仁核与特定功能联系起来。然而从那以后，它就开始声名鹊起了。

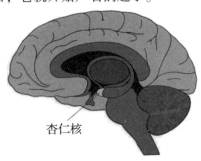

杏仁核

猴子、麦司卡林与杏仁核

20世纪30年代，一位名叫海因里希·克吕弗（Heinrich Klüver）的德裔美国心理学家迷上了"麦司卡林"（mescaline）。这是一种从小型仙人球"佩奥特掌"中提取出来的迷幻剂，"佩奥特掌"原产于美国西南部和墨西哥，因此"麦司卡林"又有一个好记的名字——"仙人球毒碱"。它的效果在许多方面都与常见的致幻剂 LSD（麦角酸=乙基酰胺）相似。克吕弗之所以会对"麦司卡林"着迷，是因为他对生动的精神意象富有好奇心（众所周知，"麦司卡林"就能产生这种效果）。不过，他的热情似乎不仅仅是一位专业学者单纯的研究兴趣，因为他本人就经常在实验中摄入这种药品。[5]

随着研究的深入，克吕弗开始猜测这种药物到底会影响大脑的哪个部位。他怀疑"麦司卡林"可能作用于颞叶。这种想法是有观察依据的：给猴子注射大剂量的"麦司卡林"会产生副作用——症状类似于颞叶癫痫发作。

为验证这一假设，克吕弗雇用了一位年轻的神经外科医生保罗·布西（Paul Bucy），让他切除猴子的颞叶。克吕弗的想法是，假如"麦司卡林"确实作用于颞叶，切除颞叶就将导致药物失效。当时他对这个实验的意义还不甚明了，也不知道自己的名字日后会因此被印在几乎每一部神经科学教科书上。

克吕弗和布西的第一位被试是一只凶猛好斗的猴子，名叫奥罗拉（Aurora）。布西切除了它双侧的大部分颞叶，术后，奥罗拉行为模式的变化震惊了科学家们。仿佛突然之间，这只原本不受管束、充满戾气的猴子变得平静而温顺了。它的行为举止变得不同寻常，但其中最为重要的是，它看上去似乎不再愤怒，也不再恐惧了。克吕弗与布西的研究一经发表立即引起了广泛关注[6]，因为它首次将颞叶区域与强烈的情绪体验关联了起来。[7]颞叶受损对奥罗拉产生的这种影响也因此被称为"克吕弗 – 布西综合征"（Klüver-Bucy syndrome）。

时间一晃到了几十年后，20 世纪 50 年代，英国神经心理学家拉里·魏斯克兰茨（Larry Weiskrantz）发现，只要切除猴子的双侧杏仁核，就能复现"克吕弗 – 布西综合征"的许多症状。[8]以往籍籍无名的杏仁核首次开始受到研究者的关注。

魏斯克兰茨总结道，杏仁核可能对猴子区分不同事物的好坏很重要。实际上，今天的神经科学家们认为这的确是该结构的功能之一。然而，在魏斯克兰茨之后，许多科学家忽视了杏仁核与积极情绪的联系，而主要关注消极体验。一种特殊的情绪——恐惧——被一次又一次地与杏仁核联系在一起。

习得恐惧

针对杏仁核的许多早期研究都关注一个学习过程，也就是所谓的"恐惧条件作用"，并获得了不少证据，将杏仁核与恐惧情绪联系起来。这些实验会使用被试（通常是小鼠）原本不觉得好，也不觉得不好的刺激（如"哔哔"声），试图在这种中性刺激与被试认为绝对不好的事物（如轻微的电击）间建立关联。通常的做法是先反复向小鼠呈现这个刺激（播放"哔哔"声），然后给它一次电击。

假如重复的次数足够多，最终，小鼠只要听见"哔哔"声就会表现出恐惧——不论之后它会不会受到电击。这就是我们熟知的"条件作用"——对原本是中性的刺激（如"哔哔"声），某些行为反应变得更加频繁了。条件作用本质上是一种学习，是在头脑中为两个先前并无强关联的事物建立关联的过程。由于本例中的学习涉及恐惧反应，所以这个过程又被称为"恐惧条件作用"。

当科学家们开始关注杏仁核在恐惧条件作用中扮演的角色时，许多人都发现了类似的现象：杏仁核或连接杏仁核与大脑其他部位的神经通路受损会干扰恐惧条件作用[9]。比如说，破坏一只小鼠的杏仁核，然后让它听一个音调，作为即将发生电击的信号，小鼠将无法通过学习产生这种连接：不管这套"音调—电击"组合在它身上施行过多少次，杏仁核受损的小鼠都不会在听到这个音调后做出恐惧反应。

其他研究者关注杏仁核完整的小鼠，他们发现在呈现条件刺激（播放音调）时，杏仁核中的神经元变得更加活跃。[10]针对人类被试的研究也获得了类似的发现：当人们学习对某个事物产生恐惧时，杏仁核会参与其中。[11]因此，有证据表明杏仁核在习得恐惧反应的过程中发挥了作用。它似乎有助于创造记忆，让我们认识现实中那些可能具有危险的事物。

杏仁核是"威胁探测器"

这样，我们已经能够确定杏仁核对恐惧的习得发挥了重要作用。但恐惧经验呢？杏仁核是否也参与了相关情绪的产生？有证据表明的确如此。只要面对威胁，我们的杏仁核就会被激活，除了会创造那些与可怕的经历相关的记忆，它还能帮助我们在第一时间识别和应对威胁。[12]

那些吓人的东西会让你产生一种典型的反应，通常称为"战或逃"。原因很简单，遭遇威胁时，你的身体会本能地变得警觉、充满力量，让你做出有效的应对——要么投身战斗，要么撒腿就跑（对那些和平主义者来说，后者似乎更为可取）。这种反应在史前时代至关重要，当时人们遭遇的威胁通常都是些生死攸关的状况，比如被一头狮子追赶。"战或逃"其实是身体对外界威胁做出的一种有利于自我保护的反应，它让我们这个物种熬过了危机四伏的往昔岁月，最终存续了下来。

杏仁核在"战或逃"反应的产生中发挥着核心作用。当杏仁核从你的感官（比如双眼）接收到关于你所处环境的信息时，这个过程就开始了。当附近存在潜在的威胁时，杏仁核中的神经元会向大脑的其他部分发送信号，让你心生忐忑、提高警惕，同时为你的肢体注入活力。举个例子，来自杏仁核的神经信号会传入下丘脑（hypothalamus），后者是大脑中一个小而复杂的结构，可通过控制激素的释放来调整身体的状态，从而产生诸如心率加快、呼吸频率加快之类的变化。你的瞳孔开始扩张，你的肝脏开始产生更多的葡萄糖，而那些在当下无关紧要的过程（如消化过程的第一步——唾液的分泌）则会暂时受到抑制。

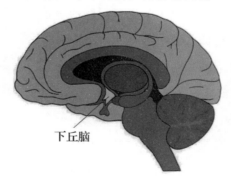

下丘脑

所有这些生理变化都是合乎逻辑的——它们让你随时都能投入战斗或迅速逃跑，包括提高供氧水平、让肌肉准备好收缩、储备足够的能量（葡萄糖）供身体使用、扩张瞳孔让更多光线进入以分辨周围环境的重要细节，等等。

这是一种复杂的反应，发生得非常之快，足以帮助我们应对各种各样的危险。但不幸的是，大脑对它认为足以引发"战或逃"反应的威胁并不是很有鉴别力。由于我们生活在人类历史上一个相对和平的时期，大多数人并不会经常遭遇真的需要激活"战或逃"反应的威胁。但大脑并没有放松警惕。事实上，有时某些微不足道的"状况"就能让你产生"战或逃"反应——比如在社会交往中遭到了别人的误会，甚至是自己产生了一些焦虑的想法。

但这些依然是值得的，因为从我们这个物种诞生至今，"战或逃"反应一直是我们赖以生存的重要法宝。而且不管当下多么岁月静好，情况总是有可能变得更糟。当这套威胁探测机制工作正常时，我们就拥有了一种非凡的能力——扫描环境，立即发现任何可能存在的危险，并能在几秒钟内采取行动。这已经令人印象深刻了，但这个系统还有一个更惊人的特点：杏仁核似乎能在我们尚未意识到的情况下探测威胁并引发"战或逃"反应。

在意识到以前开始害怕

假设你特别害怕蜘蛛（对许多人来说这并不是一个假设），再想象你走进一间地下室，里面冷飕飕的，漆黑一片，而且满是蛛网。你不得不打开手电筒，当手电筒的光束扫过地板时，它意外地落在一只硕大的、直径足有 15 厘米的蜘蛛身上，只见它抬起多毛的长腿，开始向你快速爬来。

即使你没有那么害怕蜘蛛，大概也会在一瞬间就产生反应：你可能会发出一声尖叫，转身就跑（如果你像我一样笨手笨脚，没准儿还会绊倒在台阶上）。与此同时，你的身体会发生前面提到的各种变化：心率加快、呼吸频率加快、瞳孔放大，等等。这些反应可能（假如不是很可能）都是由杏仁核的活动引发的。

如果有人让你按顺序列出在上述事件中你的脑子里都发生了什么，你可能会认为，在你感到害怕以前，你一定已经意识到地下室里有一只大蜘蛛——要不然你在怕什么呢？

然而，一些研究表明，早在我们意识到有什么东西令人害怕以前，杏仁核就会被激活并让我们产生恐惧反应了。[13]你大概会觉得不可思议，这就需要我们认识大脑的另一部分：大脑皮质（cerebral cortex），通常可简称为"皮质"（cortex）。大脑皮质覆盖在大脑的外表面（最厚处约

4.5 毫米），所以你看着它可能会觉得特别眼熟。大脑皮质组织反复折叠，形成遍布大脑表面的"谷地"和"山脊"。因此，大脑皮质是大脑的一部分，它赋予了大脑特有的沟壑纵横的外表。

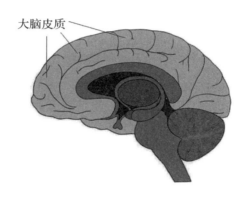

大脑皮质

"cortex"是个拉丁文单词，字面意思是"树皮"。早期的神经解剖学家之所以选择这个单词，是因为人们一开始认为大脑皮质除了充当一层外壳、保护大脑中更重要的区域以外，并没有别的使命。然而，如今人们普遍相信，大脑皮质对一长串功能，从感知到运动，再到许多高级认知活动（如决策、记忆、判断、计划、问题解决）都至关重要。所谓的"高级认知活动"，通常与人类的想象相关联。

你所遭遇的大多数事物都会对双眼产生视觉刺激，这些输入会被传送到大脑皮质的视觉处理区，后者将帮助你识别周围环境中有什么是可能需要加以关注的，然后将信息发送到其他脑区，为你协调相应的反应。比如，如果附近有什么看上去特别"不祥"，大脑皮质就会向杏仁核等区域发送信号，促使其激活前面讲到的某些通路（如将信号传入下丘脑），从而启动"战或逃"反应。

通过这种方式，大脑皮质在识别环境中需要关注的事物及组织如何应对这些事物方面发挥着不可或缺的作用。在大脑皮质中的大部分加工过程都被认为是"有意识"的，也就是说，当视觉信息到达大脑皮质，后者又从中识别出一些值得关注的东西，我们就会意识到这个东西存在于环境之中。

然而，在前面的"蜘蛛场景"（或类似的可怕经历）中，另一种可能用到的通路是，在大脑皮质获悉相关事实以前，视觉信息就被直接发送到了杏仁核。由于这些信息未经大脑皮质加工，我们便无法意识到它们。然而，杏仁核依然能让你应对环境中可能造成威胁的事物。也就是说，它依然可以启动"战或逃"，甚至会促使你做出一些"基本的"反应，比如惊声尖叫或（朝远离威胁的方向）撒腿就跑。

当然，即便是在后一种情况下，大脑皮质也会接收到视觉输入，只是在时间上要延后一点（我的意思是延后"一点点"——杏仁核的激活可能只会发生在大脑皮质被激活之前的一瞬间）。事实上，在知道自己害怕什么以前，你已经产生了恐惧反应。只不过这一切发生得如此之快，以至于你都没法意识到。

控制你的恐惧

当你经历"战或逃"反应时，你的大脑经常会对生理迹象（如心率加快）做出反应，放大你的恐惧感和紧张感。它认识到，当周围存在有威胁的事物时，心率通常都会加快，所以它用心率加快来确认环境中存在威胁（这其实是在循环论证，因为心率加快一开始是由环境中的威胁导致的，但你的大脑通常都不太讲逻辑）。但这样一来，"战或逃"反应就会加深你的恐惧，进而自我强化，形成一个恶性循环。可见，要控制恐惧，你可以学着去让身体平静下来。例如，在遇到会导致恐惧反应的事物以前，或者在经历恐惧的过程中使用深呼吸、正念冥想或其他放松技巧——身体平静了，头脑就更有可能镇定下来。

为什么我们的大脑要如此迅速地"加工恐惧"，以至于大脑中最重要的部分直到最后才获悉"有些东西令人害怕"？再强调一次，这都是为了生存——不是如今你我的生存，而是远古时代我们的灵长目先祖们的生存。那时候可不像今天这般岁月静好，我们的先祖需要时刻提防，在第一时间避开敌人（比如一条毒蛇）闪电般的攻击，而不是停在那儿先思考一下对方是否构成威胁。这种快速反应能力关乎生死，那些有能力快速识别及应对威胁的个体适应

性更强、寿命更长，它们留下的子嗣也更多，这种快速识别及应对威胁的特征也因此得以代代相传。

"恐惧中枢"

杏仁核会习得恐惧、探测威胁并启动适当反应，随着这些事实变得广为人知，一些研究人员开始将杏仁核视为大脑中的"恐惧中枢"。

这种对杏仁核的看法甚至冲破学术界，影响了流行文化。例如，在2007年的热播美剧《波士顿法律》（*Boston Legal*）中，一名警官将汽水罐错看成了枪支，因而误杀了一名手无寸铁的黑人。他为此而受到审判。[14]一位专家证人给嫌疑人观看了一系列个人照（这些人物肤色各不相同），并分析了这一过程中嫌疑人的杏仁核是如何活动的。他用到了一种被称为"功能性磁共振成像"的神经成像技术，也就是我们通常说的fMRI，这种技术能将大脑的活动可视化。这位专家据此声称，他能够"极为准确"地判定被告是一个种族主义者，因为在观看黑人的照片时，嫌疑人的杏仁核更为活跃。剧中的这个情节显然经过了艺术加工，因为在现实生活中，这种类型的神经影像学证据无法证明任何东西，而且（但愿）不会被法庭采信。

杏仁核进入主流文化的另一个例子是2016年的电影

《美国队长 3：内战》（*Captain America：Civil War*）。其中有一幕，机器人"幻视"正与"绯红女巫"旺达交谈。旺达过去曾与复仇者联盟为敌，但她正试图与后者联手。可以理解的是，复仇者们对旺达还不太信任。幻视向她解释说，他们正在经历一种"杏仁核的非自愿反应"——"他们忍不住要怕你。"[15]

在普罗大众之中，杏仁核作为大脑的一个部位，名气大得确实有些不同寻常。但要说杏仁核是一个专门负责加工恐惧信息的脑区，所有的恐惧都是由杏仁核加工的，又似乎并非事实。

除恐惧外……

当我们谈到大脑中的"恐惧中枢"时，潜台词就是该区域只负责制造恐惧情绪，而且所有的恐惧情绪都能回溯到它。但如今有许多证据表明，杏仁核的功能远不止产生恐惧情绪这一个。

举个例子，尽管在我们产生恐惧记忆时杏仁核会被激活，但在我们学习积极的事物，比如在实验中获得奖励时，它其实也参与进来了。正如有实验发现杏仁核受损会损害对负面事物的学习一样，同样有实验发现杏仁核受损会破坏我们记住美好事物的能力。[16]

因此，今天的神经科学家们认为，杏仁核不仅仅是一个简单的威胁探测器（恐惧发生装置），它还会参与评估环境中的事物，以确定它们的重要性——无论它们是积极的还是消极的——据此协调产生对那些受到关注的事物的情绪反应，并让我们记住它们有何意义。可见杏仁核似乎参与了我们记住有意义的事物，而不仅是那些会让我们产生恐惧的事物的过程。

更重要的是，功能正常的杏仁核对产生恐惧情绪似乎并非必不可少的。还记得 SM 吗，那位不会害怕的女士？好吧，经过多年的努力，研究人员终于在 2013 年成功地让 SM 害怕了！事实上，他们的成功有些过了头——SM 的反应不只是害怕，那是一种相当强烈的"惊恐发作"。[17]

研究人员让 SM 吸入二氧化碳（CO_2）含量约为 35% 的空气。通常情况下，这会让人感到呼吸困难，一些人因此而惊慌失措也不奇怪。但考虑到 SM 在经验其他可能导致恐惧反应的刺激时完全无动于衷，研究人员预计她同样不会受到吸入高浓度二氧化碳的影响。但这一次他们错了。

科学家们招募了另外两名杏仁核受损的被试，发现在同样的实验条件下，他们也会产生"惊恐发作"。这说明即便没有一个功能正常的杏仁核，人们至少还是能经验到某些相同类型的恐惧。

此外，自 SM 的病例首次披露以来，人们还发现了一系列其他的病例，涉及杏仁核受损但经验恐惧的能力得以保留的情况。例如，一篇发表于 2012 年的论文描述了一对同样患有皮肤黏膜类脂沉积症的双胞胎，这种疾病导致她们的杏仁核大面积受损。[18]尽管这对双胞胎的其中一位看上去就像 SM 一样无所畏惧，但另一位却有着相对正常的恐惧感。当研究人员观察后者的大脑时，他们发现当某些事情让她感到害怕，比如观看可怕的面孔时，她大脑中的其他部分会被激活。似乎她的大脑正使用不同的区域来完成通常是由杏仁核负责的任务。

如今，我们已有许多其他证据表明，大脑中的多个区域都参与了恐惧的加工。而且这些区域中有些似乎能做一些与杏仁核相同的事（比如启动"战或逃"反应）。所以说，杏仁核既非"只负责制造恐惧情绪"，亦非恐惧经验的必要条件。将杏仁核称为"恐惧中枢"并不准确。

一种新的恐惧观

人们一度相信大脑由一系列"中枢"构成，这些"中枢"分别承载特定认知功能的核心机制。但如今，大多数神经科学家对这个说法已经不买账了。他们开始意识到，分布在不同脑区的海量神经元相互连接，构成了许多复杂的神经网络，许多高级认知功能都源于这样的神经网络。因此大脑中任一特定区域都可能同属于多个这样的神经网络，具备多重功能。相应地，同一任务也经常能由不同的脑区执行。

不管怎样，当我们谈到"恐惧"，杏仁核仍会被认为是一个非常重要的结构。只不过杏仁核也是与大脑的其他部分协同工作的，恐惧的加工很有可能依赖于这种协同，而非仅取决于杏仁核本身。同时，大脑中还有其他区域也在典型的恐惧反应中发挥了重要的作用，因此即便没有一个功能正常的杏仁核，人们至少还能经验到某些类型的恐惧。之所以要强调"某些类型的"，是因为研究人员相信，负责恐惧加工的具体神经网络其实取决于导致我们产生恐惧的原因。比如说，大夫手中的针头会让你产生恐惧，持刀向你逼近的匪徒也会让你产生恐惧，但这两种恐惧可能并不会激活同一片神经网络。

当然，这样一来，我们要想理解情绪就变得困难多了，因为神经科学家已不能满足于在大脑中寻找某个区域（甚至是某一组区域），认为它（们）掌控着情绪。相反，他们必须为每种不同类型的情绪（比如说恐惧）描绘出由不同脑区构成的一个网络。所以，你还觉得"恐惧到底有几种"这事儿能说得清吗？

当恐惧跑偏

恐惧很复杂。此外，它还会给我们带来困扰，不是吗？没有人真的热爱这种体验（除非你能完全控制它，比如在你看一部随时都能按"暂停"键的恐怖电影时），有时我们会觉得，要是没有这种情绪，生活会轻松不少。

但别忘了，恐惧也是一种至关重要的情绪。它是一种必不可少的警告，让我们得以意识到周围有什么不太对劲，可能构成真正的威胁。回顾一下，有多少次你由于某件事太过冒险而没有去做，事后又为此而感到庆幸？我们至少可以说恐惧是你能做出类似决定的基础之一，这些决定对我们很重要——有时性命攸关。对此人们已达成广泛共识，因此我们经常会说，在从事有风险的工作时，一种"健康的恐惧感"是不可或缺的。

蜘蛛、蛇，以及那些源远流长的恐惧

你有没有想过，如今蜘蛛和蛇对我们几乎已构不成威胁了，为什么还有这么多人对它们感到恐惧？许多科学家都相信，这些恐惧在某种意义上是一种本能。根据这种观点，虽然我们很少听说现在还有人被蜘蛛或蛇咬伤而死，但在遥远的过去，它们对我们的先祖

> 而言的确非常危险。因此，在我们的先祖中，假如某些个体拥有一种特质，在面对蛇和蜘蛛的时候更加谨慎小心，他们因不加防范而丧命的概率就会比族群中的其他个体更低些。因此，这些特质一代代地传承了下来，也因此造成了我们如今对这些小生物几乎是不理性的恐惧。

所以，我们还是需要恐惧的。但一切都有个"度"，过度的恐惧也会造成问题，具体可能表现为某种恐惧症（phobia），也就是针对某特定事物的强烈的、非理性的恐惧，或者表现为某种牵涉更广的焦虑。这将影响我们的日常生活并损害我们的健康。有时对恐怖经历形成记忆的过程似乎太过顺利，以至于这些记忆几乎没法从脑海中被清除掉。

以一位29岁的以色列人——我们叫他诺姆（Noam）——为例。诺姆是耶路撒冷市中心一起恐怖袭击事件的受害者之一。2008年7月2日，一位巴勒斯坦建筑工人驾驶一辆翻斗铲车（就是那种前面有一个大铲斗，用来掘取物料的工程车辆）袭击了过往车辆。一开始，他冲撞了一辆轿车，铲斗使车内一位带着婴儿的母亲当场死亡；而后，他又从侧面冲撞了两辆公交车，将乘客困在里面。最终，肇事者被击毙，但事件已导致3人死亡、30人受伤。

诺姆当时就在其中一辆遇袭的公交车上。他在事件中表现得非常勇敢，不顾个人安危，努力救助其他乘客。万幸的是，他并没有受伤，但创伤经验却在脑海中挥之不去。诺姆开始在不经意间产生侵入性的"闪回"，并开始做一些异常生动的噩梦。在这些闪回的画面和噩梦中他甚至能回忆起事件最微末的细节——它们是那样的鲜明，真实得令人不安。经历"闪回"时他会产生强烈的"战或逃"反应，在心理和身体上都觉得自己回到了袭击事件之中。诺姆开始失眠，难以集中注意力，而且变得非常"神经质"，即使是一些小小的意外，也会让他感到十分不安。[19]

诺姆的情况属于典型的"创伤后应激障碍"（posttraumatic stress disorder, PTSD）。PTSD 是一种精神障碍，当事人在经历创伤事件后会以闪回或噩梦等方式反复经历该事件，并产生消极情绪及类似抑郁的症状，包括感到自己被孤立、难以体验积极情绪，以及因创伤事件而自责。症状还包括难以入睡、难以集中注意力、持续性紧张、暴躁易怒或强攻击性。PTSD 的危害非常严重，会导致约半数患者心理或生理出现问题。

研究者至今仍不清楚是什么导致了 PTSD，但大多数假设都涉及杏仁核。当然，这也可能是偏见所致。科学家们意识到了杏仁核与恐惧之间的联系，而 PTSD 又是一种与恐惧密切相关的精神障碍，因此他们可能更倾向于关注这个部位在其中扮演了什么角色。

不管怎样，如果你用神经成像设备观察 PTSD 患者的大脑，会发现当这些患者接触到与创伤事件相关的事物时，如描述该事件的照片或文字材料，他们的杏仁核确实会变得异常活跃。[20]事实上，对各种与恐惧相关的事物（比如 SM 无法识别的恐惧表情），他们的杏仁核都会产生过度反应。[21]

因此，杏仁核的过度反应可能是 PTSD 的部分诱因，这意味着杏仁核认为对过往事件的记忆和当初的事件一样具有威胁性。但这并不是全部。比如说，许多研究者认为大脑中的另一个区域——前额叶皮质（prefrontal cortex）——会调节杏仁核的活动。前额叶皮质隶属于大脑皮质，位于大脑的最前端，被认为对前面提到的那些高级认知活动（如判断和问题解决）特别重要。研究者相信一些从前额叶皮质到杏仁核的通路能帮助杏仁核识别那些不会造成直接威胁的事物。换言之，如果前额叶皮质认为杏仁核没必要过度反应，杏仁核的激活程度就会降低。但上述机制在 PTSD 患者中可能失效了。

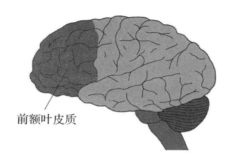

前额叶皮质

也有人认为，PTSD 患者在形成对创伤事件的原始记忆时"出了些问题"——他们的记忆似乎过于完整而鲜明，产生了持久性的表征，让创伤经验的细节在回忆中栩栩如生。一种叫作"去甲肾上腺素"的神经递质可能与这种病理性的记忆增强现象有关。

神经递质是神经元相互交流时使用的化学物质。有观点认为神经递质共有上百种，但人们对其中大多数知之甚少。去甲肾上腺素（norepinephrine，也称 noradrenaline）作为科学家们研究得比较深入的一种神经递质，其功能之一就是有助于产生与"战或逃"相关的一系列生理反应。科学家们还相信它能刺激杏仁核，增强与情绪事件有关的记忆。当事件特别重大，刺激性特别强烈时，去甲肾上腺素将过度刺激当事人的杏仁核，导致形成的记忆也特别鲜明。

因此，PTSD 似乎是大脑某些功能"过犹不及"的一个典型。对生活在采集狩猎时代的人类先祖来说，能够回忆起一些创伤经验无疑是大有裨益的——他们可以借此避免踏足危险的地方、招惹危险的动物，或者食用有毒的果实。但 PTSD 患者对自己应该避免什么的反应确实有些"太过了"。

当你的大脑发现了一个策略，有助于提高个体的适应性时，它很容易"一条道走到黑"，过度使用这一策略，直到对你造成伤害。PTSD 就是这样的例子，而且它并不是孤例。你可以认为许多精神障碍都源于某些原本有益（"小剂量"使用时）的行为。我们的大脑有一种孩子气的倾向，喜欢顽固地坚持那些过去被证明为有价值的东西，却无法意识到它们如今已不那么有用了。不管它做些什么，它的首要目的都是保证眼下你能活着，只是它常常没能意识到对"眼下"安全的过度重视可能长期损害你的心理健康（有时是身心健康）。

第 2 章
记　忆

吉尔·普莱斯（Jill Price）在学生时代的表现谈不上有多出众。高中时她大部分课程的成绩都是 C。她对科学无感，几何只是将将及格，也很难记住历史上重要事件的年份（你很快就会发现，这一点尤其令人吃惊）。"我必须得努力学习，"她说，"毕竟我没什么天分。"[1]

但只要你问对了问题，吉尔的表现就会让你以为她天赋异禀。如果你在 1980 年（当时吉尔 14 岁）到今天的这段日子里随机指定一个日期，她就能告诉你那天是星期几、当日发生了哪些值得关注的历史事件，并向你详细描述她那天是怎么过的——有时还包括一些琐碎的细节，比如那天她晚餐吃了什么。值得注意的是，所有这些都是她生生回忆起来的。

比如说，当研究人员指定"1994 年 4 月 27 日"，吉尔回答说："那是个星期三……那天我在佛罗里达，正准备和奶奶告别——他们都觉得她快去世了……我是 4 月 25 日到佛罗里达的，那天是周一。尼克松就是在上一周去世的。"[2]
你大可以自己查证一下：尼克松确实死于 1994 年 4 月 22
日。研究人员指定了十多个日期，每一次吉尔都能提供类
似程度的细节描述。

她是怎么做到的？她是不是习惯写日记，记录重要事
件，并标注日期？很多人会下意识地对吉尔所展示的才华产
生这样的怀疑，否则这似乎就无法解释。但吉尔的表现说服
了一些研究记忆的著名学者，他们相信她惊人的自传体记忆
是真实的、不经意的，甚至连她自己都没法控制。

12 岁左右，吉尔开始意识到自己记忆中的往事特别鲜
明。14 岁时，她无须付出什么努力就能记起任意一天的详
细经历。关于她非凡的记忆能力始于 1980 年的原因，目前
大家还不清楚。但从那时起，按照她的说法，她的记忆就
"自动化"了："给我一个日期，我就能看见。我能回到过
去，看见当时自己在做些什么。"[3]

2000 年后，吉尔通过电子邮件，将自己的情况告诉了专
门研究记忆的著名学者詹姆斯·麦高夫（James McGaugh）。
麦高夫和同事们就她不同寻常的记忆能力发表了一篇论文，
之后又有好几个人站了出来，声称自己和吉尔的情况一样。
这种现象被研究人员称为"卓越的自传体记忆"（highly
superior autobiographical memory，HSAM），但我们仍不清楚

它究竟是由什么导致的。

尽管在许多人看来，HSAM 简直是一份天赐的厚礼，但吉尔不这么想。事实上，她因此备受折磨。"记忆支配了我的生活，"她说，"这副担子太沉重了，我每天都会在脑海中将这一生过上一遍又一遍。"[4]

尽管吉尔·普莱斯的例子告诉我们，在某些极端的情况下，记忆可能是有害的，但总的来看，对一个健康的、运作正常的大脑而言，记忆依旧是其不可或缺的表现之一。毕竟，记忆定义了我们是谁、指导着我们当下的行为，并深刻影响着我们对生活的整体满意度。作为意识的重要基本成分，记忆一直是神经科学的热门研究对象。

关于记忆的基本事实

心理学家和其他研究记忆的学者很早就意识到，在我们的日常精神生活中，大脑会利用不同"类型"的记忆。也许最直截了当的做法就是将这些不同形式的记忆分为两类：短期记忆（short-term memory）和长期记忆（long-term memory）。

我们的大脑会在短时间（约 30 秒或更短）内保存新输入的信息，这就是短期记忆。保存下来信息让我们有能力完成许多任务，我们也可以对它做些什么（比如复述或将其记录下来）以备将来使用。举个例子，你在餐厅点菜的过程中就要用到短期记忆，这样你就能在打定主意并合上菜单以后记住自己要点的菜品，直到将它报给你招呼过来的服务员。当然你可能像我一样，在服务员迎上前来时需要再扫一眼菜单，才能想起刚才想点的那道菜叫什么。这是因为虽然信息进入了你的短期记忆，但你没有马上使用，所以它很快消退了。

如何成为记忆大师

你想拥有大师级的记忆力，好到足以参加"世界记忆力锦标赛"吗？（不错，"世界记忆力锦标赛"这项赛事可不是我杜撰出来的。）有一种记忆法的历史可以追溯到古希腊时期，它也是记忆大师们的最爱，我们叫它"座位记忆法"（the method of loci）。要使用这种记忆法，你只需要对一个你非常熟悉的地方（比如你家里的某个房间）创建心理表征，然后在脑海中将你想要记住的东西与房间里不同的事物逐个关联起来。比如说，你的购物清单上有"苹果"这一项，要记住它，你可以将房间的门把手想象成一个苹果。这种方法能让你轻而易举地记住一长串购物清单或待办事项，足以令你自己都感到惊讶。世界记忆力锦标赛的参赛选手们用这种方法能做出许多了不起的事，比如在约 21 秒的时间里记住一整副洗好的扑克牌的排列顺序！

那些能在大脑中存储好几天、好几周，甚至终生不忘的记忆属于长期记忆的范畴。这一章就将主要讨论这两种记忆，因为对大多数人而言，"记忆"指的就是它们：它们为我们建立了参照系，让我们得以认识自己，构成了日常生活中不可或缺的知识库。

短期记忆与长期记忆的区别已经众所周知了，但研究记忆的学者们会提醒我们，记忆其实不止这两种类型。比如说，感觉记忆就是一种形成和消退都极快的记忆，它只会将感知输入并保存一小会儿，让大脑能够从中提取出它需要的信息。

尽管你可能没有意识到，但感觉记忆有一种表现十分常见，许多人都很熟悉。当你在一片漆黑的房间里点着一根烟花棒（或打开手机背后的手电，总之任何明亮的小光源都行），将它在眼前舞动，它会留下一条短短的、迅速消退的尾迹。但这条"尾迹"不是一种物理现象，事实上它并不存在，只是你的感觉记忆的一种表现，是你对一刹那之前因光源的舞动而产生的意象的短暂"回忆"。

如今，有许多记忆研究者相信，还有一种记忆，存续时间居于短期记忆和长期记忆之间，他们称其为"中期记忆"（intermediate-term memory）。这种记忆能将信息在你的脑海中存储超过 30 秒，但它们不太可能维持几周或几年。

举个例子，你很有可能还记得今天早餐吃了什么，但若一年后问起你这顿早餐的细节，我不指望你还能回忆起来（除非在今天吃早餐时你遇见了什么特别不同寻常的事情）。

将记忆按保存时长分类似乎已经足够了，但研究者们还根据记忆中存储的信息类型，区分了陈述性记忆（declarative memory）和非陈述性记忆（non-declarative memory）。陈述性记忆是对特定信息的记忆，这些信息可能是某些纯粹的事实（比如"世界上有七大洲"），也可能具有自传性（比如在你 16 岁生日那天，你的父母为你举办了一个惊喜派对）。

非陈述性记忆则包括那些无须意识参与就能指导行为的记忆。像系鞋带、刷牙或骑自行车这类操作都离不开它。你的大脑显然拥有关于如何完成这些任务的记忆，但你并不需要有意识地将它提取出来。事实上，如果你一边行动一边想着每一步该怎么做，也许还会适得其反。

记忆就是连接

大脑要产生记忆，前提是能产生联想。换句话说，它必须有能力在原本或许并无联系的感知觉、概念和情绪状态（或这些因素的任意组合）之间建立关联。此外，唯有特定关联能在哪怕是最细微的提示下被生动地提取出来，如此记忆才能持久且有用。

　　这些连接都是在神经元水平上建立的，要了解它们具体是怎样形成的，我们要先谈谈神经元之间是如何交流的。我们大脑中的大多数神经元，甚至是那些经常相互交流的神经元，其实并没有彼此接触，而是被称为"突触间隙"的微观空间分隔开来。神经元之间的"突触间隙"通常只有20～40纳米，相比之下，人类一根头发的直径就有8万～10万纳米。

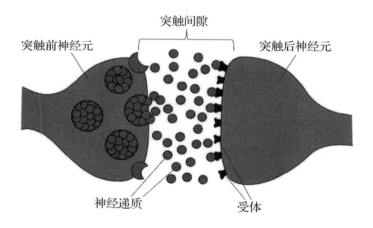

突触间隙

突触前神经元　　　　　　　　　　突触后神经元

神经递质　　　　　　　受体

　　两个彼此连接的神经元要实现跨"突触间隙"的相互作用，就要由突触前神经元（从讯息传递的方向来看，该神经元位于"突触间隙"之前）释放神经递质。神经递质会越过"突触间隙"，抵达另一侧神经元（突触后神经元）表面被称为"受体"的蛋白质分子。接触受体后，神经递质将作用于突触后神经元，让它更容易或更不容易被激活，就这样决定了讯息能否沿通路继续传递下去。位于两个神经元连接节点处的这一整套交流结构就被称为"突触"。

现在，我们回过头来讲神经元之间是如何建立连接的。先将这个机制简单化一些：你可以想象在大脑中有许多"概念神经元"，每个这样的神经元表征一个特定的概念。比如说，你有一个神经元代表我们在上一章刚刚聊过的概念"杏仁核"，另一个神经元则代表概念"恐惧"。

当然，一个神经元对应一个概念只是为了论述方便，我们的大脑并不是这样工作的。要思考像"恐惧"这么复杂的（或即便是像"神经元"这么简单的）概念，其实需要调动许许多多的神经元。但请读者暂时迁就我一下吧。

让我们假设在读到上一章以前，你大脑中表征"杏仁核"的神经元和表征"恐惧"的神经元之间不存在任何连接，它们从未相互交流过。（如果你在读这本书以前从未听说过"杏仁核"这种东西，你的大脑中甚至不会有一个表征它的神经元！）但只要你读过了上一章，你的大脑就会在这两个概念之间建立关联或连接。

当你即将读完上一章时，这两个神经元就开始相互"沟通"了。它们之间会产生新的"突触连接"，这样，只要你看到"杏仁核"这个术语，表征这个概念的神经元就会立马试图去激活表征"恐惧"概念的神经元。这样，两个原本互不相关的概念就在你的大脑中关联起来了，这种关联的背后是神经突触组织形式的改变。

记忆和……海兔？

前面说过，谈论人脑时，"一个概念对应一个神经元"只是一种对事实的简化。但是，神经科学家们已经知道，记忆依赖新突触连接的产生和神经元之间现有突触连接的增强。他们是通过观察一些更简单的神经系统意识到这一点的——一些生物的记忆可在仅有的数十个神经元的交互作用中实现。

加利福尼亚海兔（Aplysia californica）是一种海蛞蝓，如果你见过这种生物，就会明白它并不会让人对自然之美涌起什么诗意的赞叹之情。它圆滚滚、滑溜溜、黏糊糊的，大多数人就算只是想着碰它一下都会心生畏怯。但加利福尼亚海兔为我们理解人类记忆的原理做出了巨大的贡献。

海兔的神经系统比较简单，一共只有约 2 万个神经元（相比之下，人脑约有 860 亿个神经元，就连鼠脑也有 750 亿个）。因此研究海兔的神经系统要相对容易一些。但作为一种"海蛞蝓"，海兔的体型很大，成体长度超过 17.7 厘米，一般不下 907 克重。[5] 它的神经元个头也不小，在整个动物王国里也是前几名。海兔的神经元直径可达 1 毫米，都快赶上一枚硬币的厚度了（我们人类的大多数神经元直径只有一根头发粗细的几分之一）。而且，海兔会形成记忆，这就给研究人员提供了一个简化的、方便研究的神经系统，让他们能实时地观察记忆形成的整个过程。

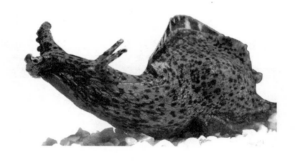

加利福尼亚海兔

来源：图片由美国国家人类基因组资源研究所提供。

要了解他们具体是怎么操作的，我们先要了解一点儿海兔的解剖学知识（我知道这大概不是你读这本书的初衷，但我保证不会太过深入）。海兔背部长有用来呼吸的鳃，鳃上覆盖着一块皮肤，称为外套膜（mantle），从外套膜的末端探出一根肉质的"喷管"，称为虹吸管（siphon）。海兔用虹吸管将废物（包括海水和粪便）排出体外。说得通俗一点，虹吸管的作用是确保海兔不会将粪便拉到自己身上。

如果你去触碰一只海兔的虹吸管，它会产生一种反射，收缩虹吸管和鳃，以回避刺激。这有点像我们碰到滚烫的锅沿时的反应，只不过海兔要比我们更"从容"些：它会懒洋洋地将腮慢慢缩回到体内。

如果你接连几次像这样触碰海兔，它反应的激烈程度就会逐渐下降——缩回动作的力度会逐渐减轻，因为它意识到你的触碰并不会真的造成什么伤害，因此形成了记忆，将你的触碰与"无害"关联了起来。

不过，假如你在触碰海兔的虹吸管的同时轻微地电击它一下，就会产生相反的效果：它会意识到你的触碰是与"疼痛"联系在一起的，因此缩回动作会逐渐变得激烈。假如你将"触碰—电击"这样的组合重复几次，即便之后你在触碰它时不再施加电击，海兔也会接连几天，甚至几周都在虹吸管被触碰时做出夸张的回避动作。可见海兔已对触碰"可能具有危险"一事形成了长期记忆。

关于海兔的神经元是怎样产生这些记忆的，神经科学家们已经有了比较深入的了解：当它第一次对触碰和电击产生一种敏感性时，负责检测触碰的感觉神经元和负责控制反射运动的运动神经元之间的连接就会增强。感觉神经元在受到刺激时会分泌更多的神经递质分子，让运动神经元产生更强烈的反应。

除连接增强外，参与反射的感觉神经元和运动神经元之间的突触连接数量也会增多。新增的突触连接为感觉神经元和运动神经元之间的交流提供了更多的潜在通路，让这种交流更容易发生，同时也使得这种交流在发生时更加迅速和有效。海兔因此在接受重复"训练"后形成了长期记忆，提高了对触碰刺激的敏感性。这些促进神经元间相互作用的突触变化被统称为"长时程增强"（long-term potentiation），因为它们使突触在很长一段时间内变得更强或更有效。当我们产生记忆时，同样的事情想必也正在我们的大脑中发生。

在我们的大脑中，许多神经元都有能力识别源于某个特定突触连接的异常频繁的输入，这种现象很重要，它提示大脑应该（在事件、概念甚至是记忆之间）创建新的连接。因此，当某个突触连接被反复激活时，相关神经元就会调动某种机制，促进彼此间的交流。这就是"长时程增强"效应的原理。

当然，海兔的长期记忆说到底还是反射性质的，而我们的记忆包括感觉经验、情绪状态、个人背景等丰富的信息，涉及大脑中更大的神经网络。

不过，"长时程增强"依然被认为是人类记忆形成的基础，它似乎广泛存在于被称为"海马体"（hippocampus）的结构之中，其对形成健康的记忆至关重要。

大脑中的"海马"

海马体位于颞叶（也就是靠近你太阳穴的那个脑区）内，就在大脑的表层以下。事实上，大脑的左右半球各有一个海马体，因此这个名词只要出现，一般都是复数（即hippocampi）。

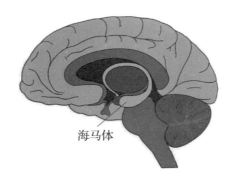

海马体

每侧的海马体都是一条狭长的脑组织，呈字母"C"形，如果将它从大脑中取出，看上去会有点像一只海马，这正是"海马体"这个名字的由来——"hippocampus"这个词在拉丁语中的意思就是"海马"。尽管海马体只是大脑中相对较小的一个部分，但它却对记忆的形成至关重要。

海马体受损会让人患上健忘症，我们可以据此衡量这个脑区对形成记忆的重要作用。或许再没有哪个这样的病例要比克里夫·韦尔林（Clive Wearing）更典型了。

1985 年春，韦尔林还不到 50 岁。他是一位事业有成的指挥家、音乐家，颇有学术造诣，还是 BBC（英国广播公司）电台的一位制作人。在一些症状刚刚出现时，韦尔林不以为意，他认为一切无非是过劳导致的。但随着症状的恶化，他也开始不那么自信了。韦尔林怀疑自己可能染上了一种慢性的感冒或流感。当时的他不可能预见到这场病将改变他的下半生。

最初的症状是头痛，韦尔林对此已是司空见惯了，他将其归因于自己严格的工作安排导致的压力。但是，头痛迅速加重，以至于他无法入睡，这就有些不寻常了。然后，他开始发烧，体温一度高达 40 摄氏度，并在 37.8 摄氏度左右波动了好几天。韦尔林开始犯迷糊、神志昏乱，显然他的问题比严重的流感还要严重。他时而昏迷，时而清醒，医生只能安排他住院。

起初，医生们对韦尔林病情的突然恶化而感到困惑，最终，他们确定他患上了疱疹病毒性脑炎（herpesviral encephalitis）。脑炎是大脑炎症的总称，它可能有许多诱因，疱疹病毒性脑炎的罪魁祸首就是疱疹病毒，也就是导致人们患上讨厌的唇疱疹（cold sore）的那种毒株。病毒在一些罕见的情况下也会迁移并感染大脑，但目前还不清楚它们是如何做到这一点的。

虽然医生们一开始对韦尔林能存活下来并不看好，但他终究还是从病毒感染导致的脑炎中康复了。不幸的是，病毒及其引发的免疫反应让韦尔林的大脑，特别是他的海马体遭受了严重的损伤。

这种损伤有很强的选择性：韦尔林的大部分认知和机能都完好如常，但他患上了有记录以来最严重的健忘症。他无法形成新的长期记忆，完全被"困"在了约 30 秒的短期记忆"藩篱"之中。新的记忆在形成几秒后就开始消退，不管他对它们有多关注。

韦尔林经常会在一句话说到一半时忘了谈话的主题。有时候他玩着牌，会突然惊讶地发现牌已经发好了（其实就是他自己发的，但他给忘了）。如果他将什么东西放到手中，合上手再打开，又经常会困惑于是不是有精灵施了什么魔法，趁他不注意时将物品塞到了他的手中。

有意思的是，韦尔林保留了过往的一些记忆。比如说，他还会弹钢琴，也还认得自己的妻子。但关于生病前一段时间的生活，他的记忆似乎完全消失了。他知道自己有孩子，但他总觉得孩子们应该比他们的实际岁数要小得多。似乎在患上脑炎以前，他生命中有一大块时间是他从未经历过的。他认为周遭的一切都应该是他住院前几年的样子——他还保有那段时间的一些记忆。

不过，韦尔林无法创造新的记忆，这极大地限制了他日常生活和工作的能力。他被卡在一个永恒的循环里，每天都一遍遍地恍然觉得自己好像刚从长期的昏迷中清醒过来。他的日记很诡异，每一行都是"凌晨4点45分第一次完全清醒"或"11点22分第一次完全清醒"（尽管同样的内容就写在上一行）之类的记录。[6] 每次"重设"记忆时，他都会再一次觉得自己刚刚清醒，而且每次他都相信眼下这次"清醒"是他唯一一次"真正的清醒"。

一段记忆的一生

对记忆而言，海马体的作用至关重要，许多像克里夫·韦尔林这样的病例及大量相关证据都支持这个观点。但它具体发挥了什么作用？这个问题就有些复杂了。我们得追踪一段记忆从最初产生到最终存储到大脑中的整个过程，这样才能对此有所了解。

一段记忆始于某种独特的神经活动模式，它表征了当事人特定的感知经验，以及其他当时可用的情境信息，如情绪状态、个人的过往经历（决定了为什么当前的感知经验对当事人是有意义的），等等。举个例子，你记得自己曾有过一次特别愉快的海滩之旅。这段记忆可能包括躺在阳光明媚的沙滩上，耳边是波涛翻滚之声，时而夹带着海鸥的几声鸣叫，拂面的微风里混杂着海腥气和防晒霜的味道。当时你的生活背景信息也和这些感知数据密不可分。例如，你是否因工作压力很大，选择旅行来放空自己？你的心境是低落、平静还是兴高采烈？你是身强体健，还是小有不适？诸如此类。

所有这些信息是由各个不同的脑区——从主要加工感知信息的区域，到涉及更高层认知活动的区域——编码的。但这会儿它们还只是些"短命的"神经活动模式，而非长期记忆。接下来就是海马体发挥作用的时候了。

我们认为事情可能是这样的（强调"我们认为"很重要，因为尽管我们知道海马体对记忆的形成很关键，但它具体如何发挥作用目前还不完全清楚）：在这次海滩之旅期间，被激活的脑区会将信息传给海马体，接收到这些信息后，海马体会就具体"哪些脑区被激活了"创建一条记录，以某种方式将其存储起来以备将来再次访问，并将这条记录与其他相关知识一同"归档"。

比如说，关于这次"沙滩之旅"的记忆可能会与其他沙滩之旅、其他同样愉快的经历，或者那个夏天发生在你身上的其他事件等相关记忆一同归档。不同信息的"交错"使相似的经历或概念能迅速关联起来，我们的大脑因此得以自如地游走在不同的记忆之间，这不仅让我们能够更好地回忆，也让我们能够更高效地学习。

只要海马体存储了关于某一段经历期间哪些脑区曾被激活的表征，它就会等待一些线索出现来激活这些记忆。例如，你在沙滩上做的白日梦、防晒霜的气味、在一场对话中被问到你整个夏天都干了些什么，等等。这些线索会将大脑中原先参与相关体验的部分区域"唤醒"，同时海马体会将当前的激活识别为原先激活模式的一部分。然后，它会提取关于这段记忆形成时被激活的整个网络的信息，并再度激活该网络。

每次重新激活一个神经网络，相关神经元之间的连接都会得到强化。我们认为这个"激活—强化—再激活—再强化"的过程就是对特定记忆的巩固，涉及将原先的记忆痕迹转换成一些更加稳定、更为持久的东西。

在我们有意识地思考时，重新激活一段记忆将有助于巩固这段记忆。但许多证据表明，睡眠对记忆的巩固也很重要。有研究表明，特定经历期间曾被激活的某些神经元会在深度睡眠阶段被重新唤醒。[7]神经科学家们据此推测，我们的大脑在睡眠时也在运作，目的是确保白天形成的重要记忆能够被转入"长期内存"。

记忆存储在何处？

有人将海马体对巩固记忆的作用比作一支乐队的指挥。

如果一段记忆还比较新，在记忆线索的作用下，海马体就能协调相关脑区的活动，正如乐队指挥协调整支乐队的演奏一样。

但如果一支乐队已多次合练某一支曲子，指挥的协调作用就不再是不可或缺的了。同样，如果某一段记忆已多次被提取并"复演"，相关脑区间的连接就会足够强，条件合适的时候，它们就能自行激活。这样，记忆的提取对海马体的依赖度似乎就不那么高了。

因此，研究者们认为长期记忆的痕迹遍布整个大脑皮质，分别对应不同经历最初激活的神经网络。这也许就是为什么海马体的损伤通常会导致病人无法巩固记忆，以及失去对新近经历的记忆，但却无损于他们的长期记忆。

故事的剩余部分

关于海马体我们已经讲了这么多，关键是要记住，这个脑区既非记忆的起点，亦非记忆的终点。对记忆而言，其他一些脑区的作用也很重要。你会发现本书将一再谈及这种功能分布现象，这似乎是大脑中相当常见的一种组织原则。

比如说，研究者认为海马体周围的脑区对陈述性记忆做出了独特而重要的贡献，而非陈述性记忆似乎依赖一系列其他的脑区。像克里夫·韦尔林这样的病例就支持上述假设。韦尔林脑中的海马体受到了大面积的破坏，但他的非陈述性记忆并没有受到影响，因此他才没有忘掉怎么弹钢琴。这些类型的记忆被认为涉及其他脑区，如基底神经节与小脑，我们在谈论运动时会再讲到这些结构。

因此，关于陈述性记忆背后可能的通路，人们所知的还只是九牛一毛。记忆是一种相当复杂的功能，我们还远不清楚它的各种变体究竟如何运作。

但记忆是我们极为重要的认知官能之一，失去它会导致极其严重的后果，这一点倒是毋庸置疑。如果我们没有能力记录生活中的那些个瞬间，我们也将无法为自己当下的经验添加背景。最极端的情况是，生命因此变得空洞、毫无意义。再没有什么比阿尔茨海默病（Alzheimer's disease）更能说明丧失记忆的严重性了，患者的人性与独立性会被一点点地剥夺，最终他们的心智状态会像婴儿时期那样，近乎白纸一张。

阿尔茨海默病

回首过去的半个世纪，医疗技术的进步已经大幅延长了人类的平均寿命。比如说，在 1900 年前后出生的美国白人预期寿命约为 50 年，如今这个数字已变成了 80 左右。[8] 但是，随着寿命的延长，老年疾病也变得更为常见了，虽然这些疾病通常要到一定岁数才会遇见，但活到这个岁数的人确实越来越多。

　　阿尔茨海默病就是一个典型的例子。几十年来，随着65 岁以上的老年人在世界总人口中占比的提高，阿尔茨海默病的患病率稳步上升。虽然这种病不挑年纪，但患者中的绝大多数还是老年人，平均每十位 65 岁以上的老人中就有一位罹患这种疾病。[9]由于一些我们还不完全清楚的原因（包括但不限于女性的寿命往往较男性更长），这种病更常见于老年妇女。据估计，如今女性在 45 岁罹患这种疾病的概率为 1/5，男性为 1/10。[10]

　　阿尔茨海默病是一种痴呆症（dementia），这个术语的含义通常包括记忆丧失及其他形式的认知困难。痴呆症有许多不同的类型，每种类型都有不同的病因和大脑中一系列独特的病理性变化。阿尔茨海默病只是其中一种。尽管我们知道患者的大脑中发生了什么，因此能将他们与其他类型的痴呆症患者区分开来，但对这种疾病为什么只会影响某些人，我们仍然两眼一抹黑。一小部分阿尔茨海默病患者显然受遗传因素的影响，但大多数患者的病因尚不清楚。尽管我们已经知道一些因素有可能导致这种疾病（包括特定的基因构成、长期吸烟、重复性的头部损伤，以及糟糕的心血管健康状况），但这些因素具体是如何导致人们患上阿尔茨海默病的，我们仍不清楚。当然到目前为止，最大的风险因素仍然是我们每一个人都无法避免的：年龄的增长。

可怕的预言

当我们老去，大脑将无法运行得像从前那样高效。有时这种伴随年龄增长的正常衰退与阿尔茨海默病的早期症状看似没有什么不同。但疾病的恶化是持续性的，而且往往十分迅速：很快，我们就能将它与正常的衰老区分开来，因为病人患病后的心智与认知状态都将与先前迥然不同。

记忆障碍是阿尔茨海默病最常见的症状，一开始的表现通常是难以形成新的陈述性记忆。在这个阶段，病人可能会在一场交谈过程中"掉线"，开始重复自己说过的话。他们可能很难记住约会的时间，或者经常将东西摆错位置。但此时患者通常还保留着那些更为久远的记忆以及非陈述性记忆，比如他们还会自己系鞋带、会自己用餐具进餐。然而，随着时间的推移，所有的记忆都受到了波及，就算是那些最深刻、最牢固的记忆也会慢慢被抹去。

大脑训练游戏：这有用吗？

过去几十年间，一直有公司宣称自己的产品能提高记忆力，并降低使用者罹患阿尔茨海默病的风险。附带的好处是，它们的产品都是游戏（即所谓的"大

脑训练游戏"），有很强的娱乐性。然而问题是，这些"游戏"体现出的有效观点并没有多少科学依据。尽管确有研究支持这些公司的说法，但细细究之，这些研究都有许多不足，比如样本量非常之小。到目前为止，我们似乎只能肯定地说：玩大脑训练游戏能让你更擅长玩大脑训练游戏。尚无研究表明此类游戏有助于认知能力的普遍改善或降低使用者罹患阿尔茨海默病的风险。[11]

除记忆障碍外，患者其他类型的认知能力——有些依赖记忆，有些则不依赖——也会受到干扰。他们掌握的词汇量会减少，与人交流变得困难，读写能力严重受损；他们可能会表现出无法预测的情绪障碍，从冷漠、抑郁到愤怒爆发；他们的思考常会转化为妄想，高达 20% 的患者甚至伴有视幻觉现象。[12]

就连运动能力也没法幸免。随着时间的推移，患者开始很难四处走动，甚至无法实现最低水平的自理。他们的咀嚼和吞咽等基本运动功能会出现问题，最终会出现失禁。

最后（假如有这个"最后"的话），患者会丧失几乎所有的大脑功能，在日常生活的大多数乃至所有方面都将离不开他人的护理。

阿尔茨海默病患者的死亡率极高。尽管我们仍不清楚它的致病原因（除极少数情况外，它完全就是一种遗传病），但是神经科学家们通过研究还是多少了解到了大脑在病程中发生的那些变化。

阿尔茨海默病与神经退行性变

阿尔茨海默病是一种神经退行性疾病。神经退行性疾病患者的神经元会发生退行性变（degeneration）或死亡。阿尔茨海默病患者的神经退行性变较严重，这导致了大脑的整体萎缩。他们的脑萎缩通常肉眼可见，事实上，如果你将一位死于阿尔茨海默病的人的大脑与一个正常死亡的人的大脑并排放在一起，它们的大小差异和阿尔茨海默病患者大脑整体萎缩的外观可能会让你吓一大跳。

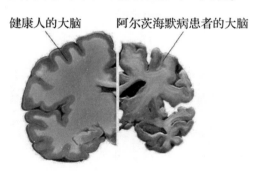

健康人与患有严重的阿尔茨海默病的患者的脑部切片

来源：图片由美国国家老龄化研究所/美国国家卫生研究院提供。

尽管阿尔茨海默病患者的所有脑区都可能发生神经退行性变，但有些脑区萎缩的可能性要更大一些，它们包括海马体及其周围区域、大脑皮质的最外层，以及位于大脑前部和底部附近的一组神经元——基底核（nucleus basalis）。中枢神经系统（包括大脑和脊髓）里的一个"核"（nucleus）指的就是一组在解剖学或功能意义上相互关联的神经元。基底核中有大量的神经元，它们能产生一种叫乙酰胆碱（acetylcholine）的神经递质，这证明阿尔茨海默病最常见的治疗方法是合理的，因为这种疗法使用的药物能提高大脑中乙酰胆碱的含量。

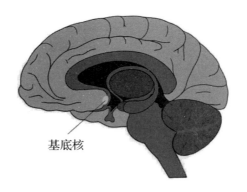

基底核

可见，阿尔茨海默病的症状是由大脑中大量神经元的死亡所导致的。随着病程的发展，神经退行的规模越来越大，症状也相应地随时间的推移而不断恶化。

但一个关键问题尚未得到回答：神经元死亡的最初原因究竟是什么？多年来，神经科学家们已指出阿尔茨海默病患者大脑中一些其他特征的异常可能是神经元死亡的元凶，但是具体的机制依然无法确定。

斑块、缠结与奄奄一息的神经元

阿尔茨海默病在种类多样的痴呆症"家族"中之所以能获得一席之地，其中一个原因就是在阿尔茨海默病患者的大脑中，一些病理性变化并未见于其他类型的痴呆症患者，或者至少程度不一。其中最突出的一点异常，是阿尔茨海默病患者大脑中的蛋白质倾向于聚集成不可溶解的蛋白质簇。

在阿尔茨海默病患者的大脑中，一组被称为 β-淀粉样蛋白（amyloid β-protein，Aβ）的小分子肽（本质上它们是一些个头较小的蛋白质分子）会在神经元外聚集成高密度结构，叫作"淀粉样斑块"（amyloid plaques）。通常，蛋白酶（proteases）可以去除不需要的肽和蛋白质。然而，淀粉样斑块能抵抗蛋白酶的降解作用，因此随着病程的发展，它们在大脑中会越聚越多。

神经元的内部则会出现另一种类型的蛋白质簇，这一次的罪魁祸首是 τ 蛋白（tau protein）。正常情况下，τ 蛋白的作用是在细胞中转运物质，但在阿尔茨海默病患者的神经元中，它们失去了正常的功能，聚在一起形成一种被称为"神经原纤维缠结"（neurofibrillary tangles）的结构。与淀粉样斑块一样，大脑中的神经原纤维缠结很难被分解，即便神经元已经死亡，它们依然会留在原处，就像一座墓碑。

随着病程的发展，患者大脑中的淀粉样斑块和神经原纤维缠结不断增多，因此一直以来，神经科学家们都认为这些蛋白质簇就是导致阿尔茨海默病患者的神经元大片死亡的元凶。但是，虽然我们有足够的理由相信淀粉样斑块和神经原纤维缠结都与病程有关，但事实是我们仍不知道它们在其中究竟扮演了什么角色。

一些神经科学家认为，淀粉样斑块对神经元有毒害作用，会导致神经元退化和死亡。但也有人相信那些四处游荡的 β-淀粉样蛋白才是问题所在，斑块是大脑为限制这些有毒物质造成的损害而试图隔离它们的尝试，只是并不成功而已。

围绕神经原纤维缠结的作用也有类似的争论。神经原纤维缠结在大脑中的蔓延与神经退行性变和阿尔茨海默病症状的相关程度甚至要高于淀粉样斑块的出现[13]，但目前尚不清楚它们究竟是如何导致患者病程的发展的。

多年来，神经科学家们一直在争论淀粉样斑块和神经原纤维缠结中的哪一个对阿尔茨海默病影响更大，但目前看来，这两者都与整体意义上的病理学相关，甚至可能是彼此协同地造成了影响。尽管如此，许多问题仍未得到解决，这可能是阿尔茨海默病依旧没有令人满意的治疗方法的原因之一。事实上，我们今天所用的任何疗法都无法阻止阿尔茨海默病患者大脑中神经退行性变的蔓延。我们只能尝试减轻某些症状，而即便以此标准衡量，它们也难言有效。

阿尔茨海默病以一种令人印象极其深刻的方式证明了记忆对我们是多么重要。失去记忆的我们将不再是原先的我们，再没有什么比一个阿尔茨海默病患者在病程晚期逐渐丧失他弥足珍贵的记忆更让人痛彻心扉了。他们可能会忘记自己引以为傲的成就，忘记最亲密的朋友们的姓名，甚至忘记子女们的脸。这种情况会让你意识到，没有记忆的生活几乎是不可想象的。

第 3 章

睡 眠

1983 年，一位名叫席尔瓦诺（Silvano）的男子来到意大利博洛尼亚的神经研究所寻求帮助。席尔瓦诺时年 53 岁，相貌英俊，但他确信自己已来日无多，将很快死于睡眠不足。[1]

面对席尔瓦诺，医生们一开始有些摸不着头脑。毕竟，大家都知道人不会死于失眠——如果一个人被剥夺睡眠的时间足够长，他自然就会睡着。这是自明之理，或者至少是当时医学界的普遍假设。

但席尔瓦诺已目睹父亲和两个姐姐死于一种奇怪的疾病，其症状就包括渐趋严重的失眠。由于睡眠时间越来越少，他们的健康状况日益恶化，认知能力也普遍下降。失眠与患者的衰弱和死亡似乎有某种毋庸置疑的关系。

席尔瓦诺平平安安地活到了 50 多岁，没有任何迹象表明他也患上了这种神秘的疾病，他开始认为自己可能受到了命运的垂青。但在 52 岁的时候，他的希望破灭了：一直害怕的症状开始出现，突然间，他每晚的睡眠时间从 5 ~ 7 个小时不自觉地缩短到了 2 ~ 3 个小时。几个月后，他每晚只睡 1 个小时。又过了 1 个月，他发现自己睡不着了。

完全失眠后，席尔瓦诺的状况急剧恶化。他感到极度疲劳，无法正常工作，而且低烧不退，甚至连话都有些说不清了。在"无眠"的 3 个月后，席尔瓦诺的双臂开始颤抖，走路也变得笨拙，经常失去平衡。完全失眠 5 个月后，席尔瓦诺陷入了恍惚。他的体温升得更高，呼吸不规律，心率过快且不齐，身体的多个系统失调乃至衰竭。不到 1 个月后他就要去世了，此时距离症状首次出现仅 9 个月。

医生们对席尔瓦诺的病情感到困惑，最终，他们意识到自己遭遇了从未见过的情况——某种似乎是以家族为单位的不断恶化的失眠症，他们称之为"致死性家族失眠症"（fatal familial insomnia）。

随着时间的推移，科学家们发现了更多类似的病例。他们了解到这种异常罕见的疾病通常是由父母遗传给后代的基因突变导致的——如果父母中的一方出现这种基因突变，他们的孩子也将有 50% 的概率出现这种基因突变。然而，最近也有记录表明一些患者并无明确的家族关联，这使得研究人员意识到有时这种疾病也会自发地发生。[2]

如今，我们都知道任何人都有可能患上这种"致死性失眠症"（去掉了"家族"二字），即使他们没有家族病史。这种疾病会导致常被认为对睡眠有重要作用的几个脑区的神经元死亡。致死性失眠症是我所知道的一种极可怕的神经系统疾病（如果你对此怀有异议，不妨在下次失眠的时候再试着想想），而且它强调了睡眠对大脑很重要。我们很难确定病人在多大程度上是"死于睡眠不足"，因为疾病会影响好几个脑区，而其中某个区域的病变直接导致病人死亡也是有可能的。但不管怎样，看上去失眠至少加重了病人的病情，让他们在生命的最后几个月里过着如人间地狱般的日子。

我们为什么要睡觉？

显然，睡眠在很大程度上是我们的大脑所不可或缺的。为什么呢？换句话说，睡觉的真正目的是什么？

科学家们一直在努力寻找这个问题的确切答案。现有研究并没有指向一个关于我们为什么要睡觉的总体理论，而是提出了许多不同的假设。比如说，一个被广泛接受的观点是睡眠具有恢复功能。在我们醒着时，身体和大脑贪婪地消耗着重要的储备。我们利用氨基酸合成蛋白质，三磷酸腺苷（ATP）为我们提供能量，摄入葡萄糖以产生更多的 ATP，等等。入睡后，你对能量永无止境的需求略为放缓，身体得以集中精力补充重要的资源储备——对大脑来说更是这样。

不仅如此，入睡后能量的利用率可被适当调低，也是因为我们无须像清醒时那样使用身体。从演化的角度来看，人类将睡眠时段放在夜间是有意义的。因为我们没有很好的夜视能力（至少与我们远古先祖的一些天敌相比），所以在夜间四处狩猎和采集食物效率最低，也最危险。换言之，在晚上醒着的好处似乎不及它需要付出的代价。

睡觉能为我们节省能量、提供保护，这理由似乎已经很充分了。但它也许还有别的功能。比如说，近年来有研究表明，睡眠可能对清除大脑中潜在的有害废物（如上一章讨论的 β-淀粉样蛋白）发挥了作用。[3]此外，一直以来都有观点认为睡眠对记忆的巩固非常重要，该假设也得到了许多证据的支持。

所以我们为什么要睡觉？是为了节省能量、存储资源、清除废物、巩固记忆，还是有什么别的目的？嗯，像神经科学领域的大多数问题（以及我的学生们最讨厌的多项选择题）一样，答案很有可能是"以上都是"。尽管研究人员还在努力探索睡眠的"确切目的"，但有一点他们是意见一致的：任何在日常生活中如此举足轻重且生死攸关的行为，都可能具有无数种重要的功能。

因此，睡眠的目的还是一个谜。但更令人费解的是，我们为什么要以这种方式演化，以至于为了实现这个目的，需要在生命中三分之一的时间里保持无意识的状态？然而，要得到一个完全令人满意的答案，可能需要很长时间。毕竟一种行为真正的起源是很难说清的，甚至有时根本就说不清，更不用说科学家们认为睡眠这种行为模式可以沿演化树向上追溯到亿万年前。

睡眠科学的起源

许多神经科学家没有花太多时间去研究那些可能是无法回答的问题，而是致力于了解在睡眠期间大脑中发生了什么，以及睡眠对大脑有何影响。令人惊讶的是，我们对睡眠期间大脑活动的了解，在很大程度上要归功于一位德国神经精神病学家，他的兴趣聚焦于人脑是否有能力实现"心灵感应"。

汉斯·贝格尔（Hans Berger）是一位典型的德国科学家：内敛、一丝不苟、富于纪律性。在德国耶拿大学医院，他手下曾有一位年轻的医生，名叫拉斐尔·金茨伯格（Raphael Ginzberg）。金茨伯格说贝格尔一直精神紧绷，平时只谈工作，而且对习惯的依循一丝不苟："他永远踩着自己的步点儿，从不偏离。每一天过得都一样，就像从水龙头里落下的水珠，每一滴都没什么区别。他年复一年地讲同样的课。他就是'不变'的化身。"[4]

虽然表面乏味无趣，但贝格尔内心却燃烧着一团烈火，让他孜孜不倦地探索大脑的奥秘。这股热情源于他在19世纪末的经历：当时才19岁的贝格尔尚不确定自己的人生道路，于是应征入伍。一天早上，贝格尔在训练中从马背上被掀了下来，差点被一门牵引炮卷到轮下。幸运的是，大炮并没有碾压到他，他在这场事故中毫发无伤。

当天，贝格尔的妹妹陷入了恐慌，总觉得哥哥身上发生了什么可怕的事。心绪不宁的她最终说服了父亲，给贝格尔发了一封电报，询问他是否一切安好。这是贝格尔从家人那儿收到的第一封电报，他认为妹妹恰好在事故发生的那天为他的安全担惊受怕绝非巧合。他确信自己不知用什么方式通过"心灵感应"将自己遭遇危险的讯息传达给了妹妹。[5]

在贝格尔看来，这意味着大脑必须有能力接收某种特殊的能量，这种能量可以远距离传递讯息。他在余生的大部分时间里孜孜探寻量化这种能量的方法，却歪打正着地引领了神经科学领域的一大重要发现。

尽管贝格尔的热情源于所谓"超自然"的经验，但他的实验是有坚实的理论基础的。他主要关注的是大脑如何产生和使用能量。他认识到能量的利用在很大程度上依赖于大脑的血液供应，并假设大脑从血液中获得的能量会被转换成可供神经元使用的电能。

当然，神经元的激活确实涉及一种电能，尽管神经元中的电信号传递过程更类似于电池中的电流传导过程，而不是电线中的电流传导过程。当有神经递质刺激一个神经元上的受体时，该神经元内部就会产生一种被称为"动作电位"的电信号。动作电位沿神经元发出的一条长长的管状突起（即"轴突"）向下传播，到达轴突的末端，同时引发神经递质的释放。这些化学物质会激活另一个神经元上的受体，将上述过程重演一遍。这就是电信号在整个神经系统中传播的方式。

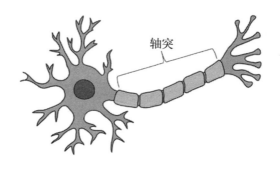

轴突

贝格尔痴迷于测量这些脑电活动。他坚信能量守恒的观点，认为只要精确地测量大脑所有输入和输出的能量（如电能、热能），总会发现有些能量无从解释，这些"剩余的"能量就是让"心灵感应"之类的现象得以发生的"精神能量"。

贝格尔用了几十年的时间，致力于完善一种测量脑电活动的方法。20世纪20年代末，他发明了一套设备，命名为elektrenkephalogramm，似乎就能做到这一点。他用它记录了自己、自己的儿子，以及自己工作的医院中一些病人和雇员的大脑活动。1929年4月，贝格尔发表了一份研究报告，人们后来称之为"脑电图"（electroencephalogram，缩写为EEG）的技术自此宣告诞生。

贝格尔的脑电图将为神经科学领域带来全新的、革命性的研究方法。不幸的是，他没能活着看到那一天。起初，贝格尔关于脑电图的报告遭到了许多科学家的质疑。他们认为贝格尔看到的只是某种人工电子现象，并不代表大脑的真实活动。1938年，也就是贝格尔60多岁的时候，他的健康状况开始恶化：充血性心脏衰竭让他卧床不起，无法从事研究或临床工作。倍感沮丧的贝格尔于1941年自杀身亡。

用脑电图研究睡眠

不过，在贝格尔发明脑电图后不久，一些不那么多疑的研究人员就开始利用它来探索睡眠期间大脑中发生了什么。早年间，大多数科学家都认为从入睡到第二天早上苏醒的这段时间里，大脑其实处于"关机"状态，因此人们并没有对测量睡眠期间大脑的活动抱太高的期望。

然而，脑电图记录揭示了一些意想不到的事实：人们入睡后，大脑活动其实并没有停止。相反，大脑活动持续了一整夜，而且呈现出独特的模式，似乎与睡眠的时间和深度相关。基于这些记录，研究人员提出：睡眠可划分为几个阶段，在每个阶段，大脑和身体的状态都具有相应的特点。

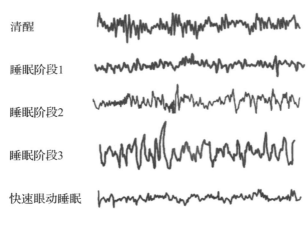

清醒

睡眠阶段1

睡眠阶段2

睡眠阶段3

快速眼动睡眠

针对清醒时及睡眠各阶段大脑活动的脑电图记录

现今，我们一般认为睡眠主要由四个阶段组成。清醒时，大脑是以一种所谓的"去同步化"方式活动的。此时，大脑中的神经元就像礼堂里的一大群人，每个人都在和自己身边的人交谈，因此整个礼堂中人声嘈杂，也没有明显的节奏。这是因为整个大脑中的神经元都在不同的时间产生动作电位（电脉冲）。

脑电图可记录脑电活动的"波形"。我们用其测量人们清醒状态下的脑电活动时，通常会得到紧密且不规则的曲线。此类曲线具有高频率（每秒钟振动许多次）、低振幅（波峰与波谷间距不大）的特点。

当你闭上眼睛，开始打瞌睡时，你就会进入睡眠阶段1。此时你的心率减慢，肌肉松弛。这个阶段一般持续不到10分钟，你还只是在浅睡。然而，此时你的大脑活动已开始变得更加同步。脑电图会记录到更富有节奏的波形，其频率略低于清醒时的频率。

当你进入睡眠阶段2之后，脑电图开始记录到一些罕见的特征。一般来说，针对睡眠阶段2的波形记录类似于睡眠阶段1，但偶尔会出现一组被称为"睡眠锭"（sleep spindle）的快速连续的波动。此外，一些明显区别于其他脑电活动、有着尖锐波峰与波谷的脑电波也会周期性地出现，叫"K-复合波"（K-complexes）。它们是睡眠阶段2的主要特征，但我们至今仍不清楚这些特征的具体含义。

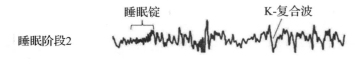

睡眠阶段2　　睡眠锭　　　　　　　K-复合波

　　睡眠阶段 2 也属于浅睡阶段，但进入睡眠阶段 3 后，情况就不一样了。这一阶段的睡眠通常被称为"慢波睡眠"（slow-wave sleep），因为在这一阶段，脑电图会记录到高振幅、低频率的波，波动缓慢且循环往复。睡眠阶段 3 的脑部活动与清醒时"去同步化"的情况截然不同。再用礼堂里的人群类比这一阶段的神经元，他们不再各说各话，而是齐声吟诵。换言之，在睡眠阶段 3，并非所有的神经元都在不同的时间被激活，而是成组的神经元在有节奏地产生动作电位。此时你已睡得很深。睡眠阶段 3 被认为特别重要，能起到很好的恢复作用（如前所述），让你在一个晚上的休息后神清气爽、精神焕发。

　　快速眼动（rapid eye-movement，缩写为 REM）睡眠是睡眠的最后一个阶段。在这个阶段会发生一些奇怪的事。你的身体状态表明你已陷入了最深沉的睡眠：肌肉完全松弛，如果有人将你的手臂抬起再放开，它会无力地落回到床上。唯一的例外是：你的眼球会在眼睑下方快速活动。但撇开表象，在这个阶段，你的大脑活动其实与清醒时的状态非常相似。

　　事实上，快速眼动睡眠也被称为"异相睡眠"（paradoxical sleep），因为此时大脑活动和身体状态间存在明显的差异。在睡眠的这一阶段，我们通常会经历最生动的梦境。有证据表明，快速眼动睡眠时的眼动与我们在梦中捕捉视觉场景的眼动相对应。[6]

"夜间行动"

我们经常在快速眼动睡眠期间做梦，鉴于眼睛会像真的"看见"梦境那样做出反应，也许你能提出一个很好的假设，关于肌肉活动为什么必须在这段时间里受到抑制。因为如果不是这样，我们会像真的"置身于"梦境那样行动起来，而有意识的头脑仍被蒙在鼓里，对身体在做什么一无所知。

事实上，这正是"快速眼动睡眠行为障碍"（REM sleep behavior disorder，缩写为 RBD）的患者可能出现的情况。他们的大脑无法在快速眼动睡眠期间抑制肌肉活动，此时他们的肌肉张力保持正常，这将导致一系列行动，从无意的手臂和腿部运动到与梦境相对应的完整的行为（这种情况不同于梦游，梦游现象并不限于快速眼动睡眠期间，而且梦游者的行为相对平淡，比如他们会从床上坐起身来，或者平静地在家中游荡）。可想而知，做梦对 RBD 患者和与他们同床共枕的任何人来说都非常危险。一些 RBD 患者在半夜可能会突然跳将起来，冲向某一件家具、开始砸墙或给枕边人送上一记老拳。所有这些情况下，他们都像真的"置身于"梦境那样活动。比如说，他们可能在梦中遭遇了强盗，正试图反击，诸如此类。

在快速眼动睡眠阶段，对肌肉活动的抑制也要有"度"，否则就会出问题。许多人在将醒时（或入睡时）就有过这种经历：尽管大脑已经清醒过来，他们却无法移动身体，这个过程可能持续几秒钟，有时长达几分钟，并且他们因此感到越来越强烈的恐惧。有些人还描述了幻觉经验，比如看到或感到房间里进了个"外人"，或者觉得自己正在从躯壳中"飘离"出来。

这种情况被称为"睡眠瘫痪"（sleep paralysis）。虽然还不完全清楚，但有些人认为这可能是由于大脑中的某些部位被唤醒时，另一些部位仍处于快速眼动睡眠状态。比如说，我们将醒时，意识开始恢复，肌肉仍受到抑制，"梦中意识"的某些方面可能会潜入已经清醒的头脑。幸运的是，尽管很吓人，但"瘫痪"通常会很快过去，而且它通常并不意味着你的大脑出了什么问题。事实上，大多数人也并不会经常遇见这种事。

睡眠中的大脑

脑电图的发明让研究人员意识到，睡眠不仅仅是大脑的休息时间。但要确定大脑中哪些部位产生了我们在脑电记录上看到的波动，还需要做许多额外的工作。

20世纪30年代，一位名叫弗雷德里克·布雷默（Frederic Bremer）的神经科学家做了一些实验，对识别这些脑区产生了巨大的推动作用。布雷默的被试是猫，他会用手术切割猫脑干的不同部位。脑干看上去像植物的茎，连接着大脑与脊髓，布雷默的切割有效地将猫的大脑分成了两个部分（并将其与身体切分开来）。取决于切割的具体部位，他在手术过程中需要使用人工呼吸机等设备来维持动物的生命，而这些动物在术后当然也无法再保有任何意义上的"功能"。但布雷默能让它们的大脑存活下来，并用脑电图来观察大脑是否会继续呈现出不同睡眠阶段的活动特点。

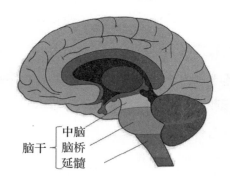

布雷默发现，如果切口在脑干上的位置较高，位于一个叫作"中脑"（midbrain）的区域，猫的大脑就会进入持续的慢波睡眠。然而，如果他在脊髓正上方，被称为"延髓"（medulla oblongata，也称"延脑"medulla）的部位横

切，则依然能记录到猫的大脑在清醒阶段、非快速眼动睡眠阶段和快速眼动睡眠阶段的典型活动。

这些发现表明，中脑上方的部分能够产生慢波睡眠，而脊髓和中脑间的脑干部分能让动物清醒过来，或者进入快速眼动睡眠状态。

更多的细节

有时我们将中脑以上的脑区统称为"前脑"（forebrain），因为它们是由胚胎中一组位于大脑前部的结构发育而来的。前脑包括构成大脑半球的所有脑组织，以及其他一系列结构，如下丘脑和"丘脑"（thalamus）。我们将在第 7 章更深入地探讨丘脑，但在那以前，我们只需要知道丘脑是一个位于大脑中部的结构，大部分来自脑干的信息要想抵达大脑皮质就必须取道丘脑。

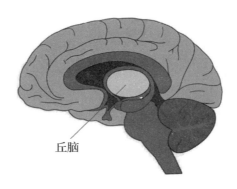

丘脑

在布雷默通过实验证明前脑对慢波睡眠特别重要后，其他的科学家试图进一步澄清二者间的这种关联。他们发现，电刺激动物前脑的某些部位，能让动物陷入慢波睡眠[7]，而损伤其他部位又能消除这种效果。[8]所谓"电刺激"，指的是将非常微弱的电流导入大脑的特定部位。神经活动具有电属性，因此电刺激通常都能激活神经元，让神经科学家了解到当大脑中某个区域的神经元被"开启"时会发生什么事。值得注意的是，电刺激神经元和神经元自行放电一样，并不会导致疼痛（操纵脑组织的实验通常都不疼）。这是一种常用的研究方法，在本书中将多次提及。

　　研究人员最终了解到，前脑中有一组神经元会释放神经递质 γ-氨基丁酸（gamma-aminobutyric acid，缩写为GABA）和甘丙肽（galanin）。GABA 和甘丙肽同属抑制性神经递质，因为它们若直接作用于其他神经元，会让这些神经元更难被激活。因此，有人假设前脑区域会释放这些抑制性神经递质，以降低大脑其他部位的活动强度（这些活动会让动物清醒），使整个大脑陷入慢波睡眠。

　　下丘脑有一个部位被称为"腹外侧视前区"（ventrolateral preoptic area，缩写为 VLPO），该区域的神经元似乎对这种抑制特别重要。它们释放的 GABA 和甘丙肽会抑制大脑中其他促觉醒神经元的活动，因此，VLPO 似乎对"催眠"大脑的其他部位发挥了不可或缺的作用。

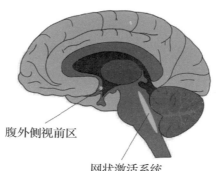

腹外侧视前区

网状激活系统

　　所以前脑中的，特别是下丘脑的神经元似乎能让大脑镇静。但脑干中让大脑清醒过来的又是什么呢？20 世纪 40 年代，人们发现电刺激脑干部分区域，动物会迅速清醒过来。[9]该区域的神经元自脑干延伸至丘脑，而后进入大脑皮质。它们会通过刺激皮质来唤醒大脑。

　　到目前为止，我们已在前脑和脑干中分别发现了让人入睡和觉醒的区域。但这个睡眠系统要正常运作，还需要一些其他的组件。尽管上述前脑系统可诱导慢波睡眠，但它似乎不会导致快速眼动睡眠。然而，研究人员发现脑干中一个叫"脑桥"（pons）的区域对快速眼动睡眠至关重要。脑桥是脑干的一部分，它向外膨出，是人类大脑最好认的特征。脑桥一旦受损，快速眼动睡眠就将中断；[10]对该区域施加电刺激，则会促进快速眼动睡眠。[11]似乎该区域的神经元也负责抑制运动神经元，因此全身肌肉在快速眼动睡眠期间得以进一步松弛。

上述三个脑区分别对应睡眠或觉醒时的不同状态，除此以外，各种状态间的转换似乎还需要一个"控制中心"。通过研究"嗜睡症"（narcolepsy，一种过度嗜睡的疾病），研究人员可能已经发现了这个控制中心。

嗜睡症与睡眠控制中心

大多数人的睡眠问题（如果有的话）表现为入睡困难或彻夜难眠。尽管失眠可能令人痛苦不堪，但是一种更为罕见的，被称为嗜睡症（或"发作性睡病"）的疾病往往会对日常生活造成更大的影响。

嗜睡症患者可能在一天中的任何时间段（即便是大白天）感到困倦，虽然他们头天晚上也许刚睡了个饱。睡意一旦袭来，就难以抗拒。他们可能会在最不合时宜的当口睡过去（比如说交谈、用餐，甚至是开车的时候）。患者在白天时的睡眠通常不会持续很长时间（大约半个小时），之后他们会感到精神焕发，和大多数人工作累了，小睡片刻后的状态一样。但不出几个小时，睡意就又会将他们压倒。

　　许多嗜睡症患者都曾有过这样的经历：他们在醒着、正常生活的时候，会突然失去对肌肉的控制，因此瘫倒在地，持续几秒到几分钟不等。这种情况被称为"猝倒"（cataplexy）。患者的肌肉功能丧失与常人快速眼动睡眠期间的肌肉松弛很像。一些强烈的情绪反应（如大笑、愤怒或惊讶）均有可能诱发猝倒。

　　为发现嗜睡症的病因，人们首先对狗进行了研究。狗也会患上这种疾病，即"犬嗜睡症"。但过度嗜睡对它们来说问题并不大，因此我们也不太容易注意到。我们不太会去责怪一条成天打瞌睡的狗，但我们要是在一个重要会议上睡着，那就非常失礼了。对狗来说，嗜睡症最明显的症状往往就是猝倒，经常是由一些让它们兴奋的事件导致的，比如突然有人塞来一大根肉骨头。

　　20 世纪 90 年代末，研究人员发现犬嗜睡症可追溯到一个基因的突变，该基因与"下丘脑泌素"（hypocretin）这种物质的受体的功能有关。[12] 下丘脑泌素是一种神经肽，是一种可以作为神经递质的小分子蛋白质。"下丘脑泌素神经元"主要位于下丘脑，上述基因突变会让下丘脑泌素的受体失能，进而导致犬嗜睡症。

　　人类之所以患上嗜睡症，似乎也和下丘脑泌素脱不了干系。由于一些尚不清楚的原因，人类嗜睡症患者普遍丧失了下丘脑中大部分（高达95%）的"下丘脑泌素神经元"。[13]

鉴于下丘脑泌素对嗜睡症显而易见的影响，研究人员推测，这种物质可能是大脑在清醒与睡眠状态间切换的关键。下丘脑泌素神经元会将信号传遍整个大脑，包括前面提到的让人觉醒的区域。通过刺激这些区域，下丘脑泌素似乎也能"敦促"大脑清醒过来。而假如下丘脑泌素的活动水平下降，我们的大脑就会睡着。

如果下丘脑泌素神经元无法正常工作，我们就无法在睡眠状态与清醒状态（及快速眼动睡眠与非快速眼动睡眠）间正常地切换。有观点认为这些异常的波动分别导致了不可测的发作性嗜睡与肌肉松弛，即嗜睡症与猝倒。可见，下丘脑泌素神经元似乎在控制睡眠与清醒状态的相互转换中扮演着重要角色。

睡眠开关

我们已定位了多个脑区，它们构成的网络可能与睡眠有关，接下来要回答的问题就是：什么因素让大脑决定你该上床睡觉了？为了回答这个问题，研究人员提出了一个流行的假说，它基于以下观点：促觉醒的脑区与促睡眠的脑区间似乎有某种持续的竞争关系。当促觉醒区域活跃时，促睡眠区域会受到抑制，反之亦然。如果某个区域的活跃度超过另一个区域，就能诱发与之相关的行为状态，即睡眠或觉醒。这样，两类脑区间的竞争就产生了一个"睡眠开关"，要么让你"入睡"，要么让你"苏醒"。

但我们都知道，通常情况下人们是不会像电灯被关掉一样"啪的一下"直接睡过去的（至少大多数人不会）。相反，我们能感受到一个渐进式的过程：随着夜幕降临，困意慢慢袭来，意识逐渐模糊……

当然这与"睡眠开关"假说也并不冲突：根据该假说，当天色渐晚时，越来越多的促睡眠神经元开始活跃起来，最终到达了一个临界点，此时促睡眠神经元的整体活性超过促觉醒神经元。多种因素均有可能导致这种不平衡状态。

困意渐浓

导致你犯困的原因可能有许多种。比如说，想象你在长途驾驶，开车开到了深夜，你的上眼皮与下眼皮开始打架，动作变得笨拙，思维愈发模糊，时不时就会走神儿。你强撑着保持清醒的时间越长，就会在这种状态中陷得越深。

读屏时间与睡眠

随着智能手机、平板和便携式计算机的普及，越来越多的人每晚入睡前都会有一段"读屏时间"。但这也许不是个好习惯。最近有研究表明，这些设备的屏幕发出的短波长蓝光会干扰正常睡眠。[14] 具体的机制之一是抑制褪黑素（melatonin）的分泌。褪黑素是一种激素，人们通常认为它参与了身体昼夜节律的维持。如果你必须在睡前使用某个会发光的电子设备，可以配合蓝光过滤器使用（如今许多设备都自带蓝光过滤功能）。另外，将屏幕的亮度调到你所能忍受的最低限，并保持设备距离脸部 30 厘米左右。像这样的预防措施可能有助于减少蓝光的负面影响。

或者，回顾某个"典型"的夜晚，临近惯常的就寝时间，你会感到越发困倦。这种疲乏不像开长途车时那样强烈，而且它更有规律，仿佛你的身体正试图遵循一个内置的时间表。

随着保持清醒状态的时长逐渐增加，你会感到愈发困倦；同样，某种内部节律也会在特定时间让你昏昏欲睡。这两种感觉都是准确的。尽管科学家们尚未理清让你感到困倦的所有原因，但他们认为至少有两种主要的机制：一是随着时间的推移，在清醒时产生的促睡眠物质逐渐积累；

二是以 24 小时为周期的生物钟会调节包括睡眠在内的一系列行为。

腺苷与睡眠

你的体细胞会将"三磷酸腺苷"（adenosine triphosphate，ATP）用作能量，并留下"腺苷"（adenosine）这种物质。细胞会利用剩下的腺苷生产更多的 ATP，但随着时间的推移，腺苷在大脑中也会逐渐积聚。

腺苷似乎有诱导睡眠的作用。它可以作为一种神经递质刺激 VLPO 中的某些受体，进而产生"催眠"效果，此外，它还对网状激活系统的一部分神经元有抑制作用。

这样一来，腺苷就作为细胞消耗能量的副产品积聚起来，并可能通过这种方式向大脑发出了信号，表明能量储备越来越少。换言之，大脑中的腺苷积聚得越多，就说明能量消耗的状况越严重。大脑因此会产生休息的愿望，以补充能量。

腺苷的"催眠剂"角色也有助于我们理解世界上受欢迎的刺激物——咖啡因的作用机制。咖啡因能阻断腺苷受体，限制腺苷对大脑施加的影响。由于腺苷通常会让人犯困，咖啡因的阻断作用自然会让人警觉和清醒。

因此，腺苷的积聚能解释为什么人们保持清醒的时间越长，困意就越强。但我们的睡眠节律不仅与我们醒着的时长相关，还与大脑中持续运行的一个"时钟"紧密相连。

一天 24 小时、一周 7 天

几乎所有地球生物都在某种程度上依赖于这颗星球的自转及相应的日照周期。因此，我们的身体演化出了 24 小时的循环节律也毫不奇怪。这个"昼夜节律"引导着身体一天中的活动，它不仅参与决定了我们何时睡去、醒来，还参与决定了我们何时进食、饮水，甚至是我们的身体何时释放激素。

但是，身体的活动要想与昼夜节律保持一致，大脑和/或身体就得能（以某种方式）知道当下正处于一天中的什么时候。20 世纪 70 年代早期，研究人员发现这种功能似乎产生于下丘脑的一对核团，即"视交叉上核"（suprachiasmatic nuclei）中。如果破坏了老鼠大脑中的这些核团，它们就无法再维持正常的昼夜节律。[15]这些大脑受损的动物在 24 小时

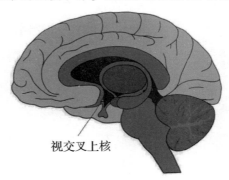

视交叉上核

内会随机醒来和睡去，不再遵循典型的夜间活动模式（老鼠一般是昼伏夜出的）。

很快，科学家在其他动物和人类的大脑中也发现了类似的机制。我们现在知道，视交叉上核拥有"时间管理"能力，这是通过一个复杂的基因转录和蛋白质合成周期实现的，每个周期的时长差不多就是 24 小时。假如环境中的光照水平与它们的"时间记录"不匹配，视交叉上核也能依靠来自视网膜的信息以及其他信号，如褪黑素（在黑暗中分泌最多）的水平，对"内部时钟"进行调整。这种情况很常见，比如你乘飞机穿越了几个时区，你的内部时钟就会失去准头，进而导致"时差"（jetlag）。

视交叉上核与下丘脑的其他区域（如下丘脑泌素神经元集群）彼此相连，后者与睡眠和清醒状态的切换有关。这样一来，视交叉上核就对睡眠调节发挥了不可或缺的作用。它们会努力让我们保持 24 小时的节律，并将其中 8 小时左右的时间分配给睡眠。

当然对许多人来说，保证每天 8 小时的睡眠时间是一种奢侈。这不见得有什么关系：8 小时是多数人的健康睡眠时长，但人与人之间的差异也是显著的，有些人就是睡得少，而有些人就是睡不够。问题在于，我们中许多人都很难保证维持日间最佳状态所需的最少量的睡眠。失眠是最常见的睡眠障碍，虽然它潜在的诱因太多，无法在这里一一探讨，但有一种被大众熟知的物质因为越来越流行，可能会让越来越多的人失眠，它就是咖啡因。

让美国国民依赖的咖啡因

现代社会对生产力愈发执着。许多人每天一起床就设定了一大堆目标，实现它们所需消耗的时间和精力或将突破他们能承受的极限。尽管如此，他们还是试图在每天结束时清空"待办事项"，这就难免要靠咖啡因来获取额外的能量。

据估计，逾九成美国人经常饮用含咖啡因饮料，他们摄入的咖啡因的量似乎也在逐渐攀升。1999—2010 年的数据表明，在这段时间里，美国每人每天的咖啡因平均摄入量从 120 毫克增加到 165 毫克。[16]各类含咖啡因饮料中的咖啡因含量各不相同，但通常情况下，120 毫克的咖啡因是你能从一杯 10 盎司（1 美液盎司 = 29.57 毫升）的咖啡中摄入的量，而摄入 165 毫克的咖啡因则意味着你要喝下一杯约 16 盎司的咖啡。

自 21 世纪初以来，越来越多的美国人遭遇失眠困扰，或在白天愈发困倦——特别是在某些年龄段。比如说，一项研究表明，2002—2012 年，18 ~ 24 岁的美国青少年失眠和睡眠障碍的报告数量增加了 30% 以上。[17]

　　严谨的科研人员不会直接得出结论，说咖啡因摄入量的增加导致了失眠率的提高。这两件事显然彼此相关（当前者增加，后者也相应提高），但我们尚不清楚咖啡因对失眠的影响程度究竟几何。然而，它很可能是导致某些睡眠障碍的因素之一，而且咖啡因的摄入在我们的社会中如此普遍，以至于它可能已经在影响你的睡眠了，而你甚至都没有意识到。不过，只要你稍微了解一下这种药物的作用原理，就能帮助你控制咖啡因的摄入量，降低其对睡眠产生的负面影响。

咖啡因的持久作用

　　正如我前面提到的，咖啡因的主要机制是阻断腺苷受体，这样就能防止腺苷让你感到疲劳，从而使你更加清醒和警觉。也就是说，当你体内含有咖啡因时，腺苷很难拨动你的“睡眠开关”。如果你想在专心工作时保持清醒，这当然是件好事；但如果你已经决定要上床睡觉，那就不一定了。

　　咖啡因的问题是，喝下后，它会在你的身体里停留相当长的一段时间。任何药物都有所谓的“消除半衰期”。它们在进入人体后不久，就会在酶的作用下失活，并从血液中被"消除"。身体将最初摄入的药物消除50%所需的时间就是该药物的"消除半衰期"。咖啡因的半衰期因人而异，但一般约为5个小时。这意味着如果你喝下一小杯咖啡（假设它含有100毫克的咖啡因），那么5个小时后，你血液中的咖啡因含量会降低50%——还剩50毫克。

然后，身体要再花5个小时，才能将剩下的咖啡因再"消除"掉一半。因此，在最初的5个小时过后，你这个系统中还剩下50毫克的咖啡因；又过了5个小时，还剩25毫克咖啡因；再过5个小时，还剩下12.5毫克咖啡因……

咖啡因的"消除半衰期"算是很长的，因此在一天中较晚的时段饮用含咖啡因的饮料就可能给你带来些麻烦。举个例子，如果你在下午6点半喝了一大杯咖啡，相当于摄入了200毫克咖啡因，那么到晚上11点半，你的体内依然有100毫克左右的咖啡因。这时你可能开始觉得有些疲乏，但躺在床上，血液中剩下的咖啡因还是会让你难以入眠。

那你最晚能在几点喝最后一杯咖啡、茶或苏打水呢？答案真的取决于你的身体。不同的人对咖啡因的反应不同，基因、年龄以及妊娠状态等各种因素都会影响药物的半衰期。比如，年老与怀孕都会延长咖啡因的作用。对妊娠晚期的妇女来说，咖啡因的半衰期可能长达18个小时！[18]某些人可能下午2点喝最后一杯含咖啡因的饮料还不算太晚，也有可能中午就是极限了。

　　一项研究旨在探讨咖啡因对睡眠的影响，实验人员在睡前、睡前 3 个小时或睡前 6 个小时给被试服用 400 毫克的咖啡因，结果毫不意外：睡前或睡前 3 个小时服用高剂量的咖啡因会造成严重的睡眠障碍，哪怕是睡前 6 个小时服用这一剂量的咖啡因，被试的整体睡眠时间也减少了一个多小时。[19]

褪黑素与睡眠

　　虽然现在有很多治疗失眠的处方药，但如果你想要一款非处方药，褪黑素或许是一个不错的选择。褪黑素是一种激素，由大脑中一个叫松果体（pineal gland）的部位分泌，人们普遍认为它在调节人的昼夜节律方面发挥着重要作用。一些药店也出售人工合成的褪黑素，有证据表明它可能有助于减少人们入睡所需的时间，并改善整体睡眠质量。[20]但是，如果你想尝试褪黑素，也要多加小心。在美国，褪黑素和其他"植物"补充剂不受食品药品监督管理局的监管，换言之，它们几乎没被监管，因此那些声称含褪黑素的产品是否确有足够水平的活性成分也没有保证。你在购买褪黑素产品前，需要多做些调查，选一家有信誉的公司。

另一项研究考察人们早起后立即摄入咖啡因，会对当晚的睡眠产生何种影响。被试（均为含咖啡因饮料的日常消费者）在早上 7 点服用 200 毫克咖啡因，当晚于 11 点上床睡觉。即使在这种条件下，被试的整体睡眠时间依然略有下降，其在睡眠期间的脑电活动也有别于他人。[21]

　　失眠的原因多种多样，所以即便你习惯喝咖啡，咖啡因的摄入也不一定是导致你的睡眠问题（如果你真有睡眠问题的话）的罪魁祸首。果真如此的话，找出失眠的诱因就可能需要反复地"试误"。这是很麻烦的事，但是慢性睡眠不足可能导致越来越严重的健康问题（从心血管疾病到癌症）。因此，追根溯源并做出必要的改变也许会成为你这辈子最为重要的决定。

第 4 章
语 言

53 岁的尤基（Yuki）因一系列突发性症状而住进了医院，包括头痛欲裂、视力问题，以及言语困难。经过一番检查，医生们断定尤基正在经历所谓的"脑出血"（brain hemorrhage）。

脑出血就像它听上去一样危险。如果大脑中有一条脆弱的血管破裂开来，血液溢出并流入周围的脑组织，就会发生这种状况。血液在血管外积聚，形成一个被称为"血肿"（hematoma）的肿块。随着血肿的增长，它不仅会伤害附近的神经元，还会占用颅骨中为大脑保留的空间，导致大脑其他区域受到挤压，并有可能因此受损。脑出血致死或致残的概率很高。

然而，尤基的运气很好。医生在他大脑的左半球发现了一个很大的血肿，但他们通过手术将其清除了。术后，除了在语言方面遗留了一些问题，尤基的症状基本消失了。大体上，尤基能正常地说话：他能熟练地使用动词、形容

词、副词和大多数其他词类。但名词是另一回事。在回忆
事物的名称时，尤基遇到了很大的麻烦：他能认出一棵树、
一堵墙、一只脚……但却似乎想不起来该怎么称呼它们。
显然，这就让他很难与人交流了。

比如说，如果你给他一把勺子，问他这是什么，尤基
会说："这是一种我可以用来舀起食物并送进嘴里的东西。"
他能演示怎么使用这"东西"，但就是说不出"勺子"这
个词。如果给他看一张赛马的照片，他会说："这是我每周
日在电视上看的那种会跑的玩意儿。"[1]

尤基的语言障碍被称为"命名性失语症"（anomic
aphasia）。"失语症"通常指由脑损导致的任何语言障碍。
anomic 一词可以翻译成"没有名字"（"without names"）。
命名性失语症是一种相对温和的失语症，因为患者就算不
使用物体的名字，通常也能交流：他们能描述对象，就像
尤基描述赛马。通过使用描述、手势和姿态，他们依然有
可能传达自己的观点，特别是对那些了解自己的病情并愿
意与自己耐心交谈的人们。但这种语言障碍也会令他们觉
得特别沮丧，因为患者总是觉得自己想要使用的词就停在
"舌尖"上，却依然遥不可及。

失语症类型众多，特定类型的患者在缺陷的范围上非
常具体，有时具体得令人吃惊：一些人无法说出整句中的

某些成分，一些人丧失了读出单词的能力（即使他们还能写，这就造成了一种奇怪的情况，即某人能够写下一个句子，但却读不出来）。失语症的这种特殊性让我们深刻领会到：要产生语言，大脑就必须整合一系列不同的信息，只要一个特定的成分受到影响，就会导致严重的语言障碍。

事实上，语言不是一种单一的技能，而是多种技能的综合体。仅仅说出一个简单的句子，比如"我去商店了"，就涉及访问记忆、找到必要的词汇表、选定要用的单词、识别控制单词组合的语法规则，并制订计划，调动多块肌肉（包括嘴巴、舌头和喉咙）来发声。这还只是其中一小部分。这是一支精心组织的管弦乐队，大脑就是它的指挥。

其实，在各种意义上，语言都是人类大脑最令人印象深刻的功能。语言不仅让人实现了自我表达，而且赋予了表达如此这般的丰富性、独创性和多样性，既能实时交流，又能将信息跨世代传递下去——这让我们与其他动物划清了界限。很难想象如果没有语言，人类现在会是个什么样子。

然而，我们似乎认为这一切都理所应当。人类拥有这种令人难以置信的能力，能做到几乎任何事（从点一份套餐到表达对伴侣忠贞不渝），让人类在这个星球的生物群落中占据了独一无二的位置。但你上一次停下来思考这个事实是什么时候?

　　如果你像我一样,也许不会对这件事情想得太多。大多数人都是这样——我们使用语言毫不费力,也不需要怎么思考(除非你在做一些特别的事儿,比如写一本书,难免咬文嚼字,并为此绞尽脑汁)。我们掌握语言技能的难度并不高。事实上,我们的大脑似乎有一些组织上的特点,对语言的习得相当敏感,至少在我们 7 岁左右时是这样的。[2]但最近有研究表明,这种敏感性可能会保持到青春期,甚至一直到我们年满 18 岁。[3]

　　不过,随着时间的推移,大脑的灵活性会逐渐降低,慢慢地,它会只专注于一种语言,检测其中的细枝末节与微妙的变化,而不再像起初那样同时对多种语言保持开放。尽管它的确变得有些僵化了(或许正是因为它变得有些僵化了),但我们在成年时还是能掌握超过 4 万个单词[4],其中大部分我们甚至都没试过就学会了。

　　然而,像尤基这样的命名性失语症患者能让我们认识到人的语言能力是多么的脆弱。脑出血或其他任何神经系统疾病都会将我们辛苦发展至今的语言能力毁于一旦。当然,虽说失语症对病人本人算不得什么好事,但它为我们揭示了许多和语言相关的神经科学事实。可以说,对失语症患者的研究确实为大脑如何处理语言的现代概念奠定了基础。

当布洛卡遇见"老陈"

1861 年 4 月，一名 51 岁的男子在巴黎近郊的比塞特（Bicêtre）医院接受了外科手术，治疗他的坏疽性腿部感染。这名男子叫路易斯·维克托·勒博涅（Louis Victor Leborgne），治疗他的年轻医生名叫保罗·布洛卡（Paul Broca）。

勒博涅绝对算得上是命途多舛，被推进布洛卡的外科病房时，他已经奄奄一息了。他从小就患有癫痫，30 岁时丧失了正常的语言表达能力，40 岁左右开始丧失右侧肢体功能，最终半身瘫痪，卧床不起。然后，他的认知能力和视力开始恶化。腿上的感染似乎是命运对他下的最后一通诅咒。

勒博涅在布洛卡的病人中并不显眼，但他严重的语言障碍确实引起了布洛卡的关注。勒博涅似乎很想与人交流，但每当他试图这样去做的时候，却只能重复一个毫无意义的音节——"tan"。因此，他在医院里被叫作"老陈"（Tan）。事实上，当事人回顾这段往事的时候，也经常将勒博涅叫成"老陈"，以至于如今心理学和神经科学的学生们都熟知"老陈"这个名字，病人的真名反而被忘记了。

布洛卡不仅是一名外科医生，后来，他成了近现代极具影响力的神经科学家之一。对布洛卡来说，勒博涅是一位典型的病人，更是一个天赐良机：他得以平息一场激烈的辩论——语言能力位于大脑中的什么位置。这场辩论从属于一个更大的争议——是特定功能完全局限于特定脑区，还是大脑的所有区域在功能上是等效的。

　　对这个争议而言，语言是一个重要的阵地，因为有一些证据表明，语言能力位于大脑的前部区域，也就是额叶（frontal lobe）。当布洛卡遇到勒博涅，他意识到这位病人或许能为检验这个假设提供一些很有价值的证据。因为，如果对勒博涅大脑的检查发现他的额叶受损（比如癫痫就会造成脑部损伤），就将支持以下观点：额叶正是生成语言的那个脑区。

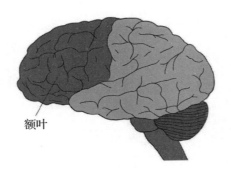

额叶

　　进入布洛卡的外科病房不到一周，勒博涅去世了。在他死后 24 小时，布洛卡进行了尸检，当然他怀抱着某种热切的期待（大多数人可能会觉得这很病态）。检查勒博涅的大脑时，布洛卡发现好几个脑区都有损伤，但最严重的损伤位于额叶。据布洛卡的描述，在勒博涅的左额叶上有一个坑，几乎像个鸡蛋那么大。[5]

在接下来的几年里，布洛卡接触了其他一些类似的失语症病例。尸检记录表明，病人的额叶都受到了损伤。

令布洛卡吃惊的是，这些损伤都位于左额叶。这有些奇怪，因为当时人们普遍认为大脑的两个半球是完全相同的。但现实是，一个功能缺陷似乎只发生在特定半球受损之时。

布洛卡区

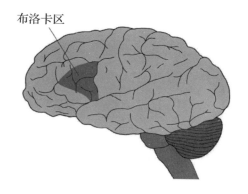

这些失语症患者受损的脑区被称为"布洛卡回"，之后改称"布洛卡中枢"，最终得名"布洛卡区"。如今，"布洛卡区"已成为语言活动区的同义词，在绝大多数（约95%的）情况下它都位于大脑的左半球。[6]因其受损导致的语言障碍——主要表现为无法生成流利的语言——被称为"布洛卡失语症"。

像勒博涅一样，布洛卡失语症的患者常常会在遣词造句的时候陷入挣扎。就算他们能艰难地把话说出来，也经常会漏掉单词（或单词的一部分，比如名词和动词的词尾）。如果被要求描述一次去杂货店购物的经历，病人可能会说"Go…store"，而且这两个词之间会有很长的停顿。

威尔尼克的"威尔尼克区"

在布洛卡的时代，许多科学家并不愿意接受这样的观点，即布洛卡区专门负责语言生成方面的任务，因为支持这一假设就意味着接受大脑的两个半球并非彼此的碳基拷贝，而这与当时的教条是背道而驰的。

然而，在勒博涅首次接受布洛卡治疗约 15 年后，一位年轻人为语言功能位于左半球的观点提供了额外的支持：这位名叫卡尔·威尔尼克（Carl Wernicke）的德国医生发现，大脑左半球的一个区域受损会导致典型的语言障碍。这个发现与布洛卡的观点很像。

不过，该区域（后来被称为"威尔尼克区"）受损导致的语言障碍"在某些方面"与布洛卡失语症相反。"威尔尼克失语症"的患者在语言生成方面不成问题，事实上，他们说起话来十分流利，节奏和语调都与健康人无异。但是他们说出的语词却经常是毫无意义的。

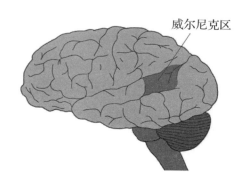

威尔尼克区

这些病人近乎胡言乱语。他们会用一个词代替另一个词，将不同的词的发音混在一起，甚至凭空创造出新词。比如说，一位威尔尼克失语症患者试图描述他去杂货店购物："Went to the studgel, see? To get the gocksee. And even when I get the gocksee, I have to get it into the bar. It's hard to get that." ——"去 studgel，明白吗？买 gocksee。买到 gocksee 之后，我得将它放进酒吧（bar）里。很难放进去。"——他其实想说自己去商店（store）买杂货（groceries），然后要将杂货塞进车（car）里。但他用虚构的词 studgel 和 gocksee 代替了"商店"和"杂货"，并用"b"代替了"汽车"一词（car）中的"c"。这样一来，句子就变得难以理解了。

威尔尼克失语症的患者也很难理解语言。因此总的来

说，他们的问题似乎属于"意义障碍"：病人无法完全理解
他人话语的意义，也很难将他人能理解的意义灌注到自己
的言语中去。

大脑左右半球间的决斗

布洛卡区和威尔尼克区的发现及与之相关的失语症病
例让神经科学家们相信，语言是少数几个更依赖特定大脑
半球（左半球）的功能之一。这种类型的功能特化有时被
称为"大脑半球优势"。

后续研究进一步支持左半球语言优势的观点。或许这
些研究中最不寻常的发现来自那些罹患顽固性癫痫，最终
不得不选择手术治疗的患者。这项手术被称为"胼胝体切
断术"，医生要切断人脑中连接左右半球的最大的一束轴
突，这条通路被称为"胼胝体"（corpus callosum）。

手术的逻辑是这样的：一些神经集群过度的电活动会
扩散到整个大脑，造成癫痫发作并导致广泛的神经元功能
障碍。通常，这种异常活动始于大脑的一侧，而后通过胼
胝体扩散到大脑的另一侧。切断胼胝体，就能将过度的电
活动限制在一个大脑半球，这通常有助于降低癫痫发作的
频率和严重程度。

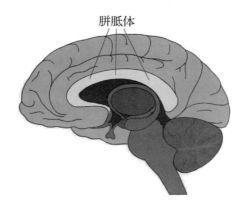

胼胝体

　　胼胝体切断术作为一种侵入性的脑外科手术，通常都是为那些其他疗法均告无效的重症患者准备的"保留节目"。但令人惊讶的是，它不会引起明显的副作用。然而，对接受了胼胝体切断术的患者实施的深入测试（特别是语言能力测试）还是发现了一些奇怪的后遗症。

　　美国加利福尼亚理工学院的一位名叫罗杰·斯佩里（Roger Sperry）的教授和他的研究生迈克尔·加扎尼加（Michael Gazzaniga）在这方面做了开创性的研究。[7]斯佩里一直在研究对猫实施胼胝体切断术的效果，但他最终转向研究胼胝体切断术对人类患者的作用，这些患者就是后来我们熟知的"裂脑人"。

"舌尖现象"

我们都曾遇到过这样的情况：一个单词明明在记忆里，可我们似乎就是无法触及。我们知道它在那儿，但由于某种原因，大脑就是不让我们访问它。你可能会说"它就停在舌尖上"，令人惊讶的是，"舌尖现象"这个科学术语还真就得名于此（其实科学家们一般不会这么直截了当）。舌尖现象发生的原因还不完全清楚，但它显然属于某种记忆障碍。通常，当一个词儿停在你的"舌尖"上时，你越是努力去想，越是想不起来。因为这时你的大脑其实在钻牛角尖，试图用一些无效的线索将单词回忆起来。正确的做法是放弃无用的努力，暂时将这个词忘掉。因为，当你"放空大脑"时，它很可能自己就跑出来了。

斯佩里和加扎尼加给患者看一些物品（如铅笔或车钥匙），他们设法让物品的感知信息只能传入大脑的某一个半球。这是可以实现的，因为许多携带信息的神经通路都是从身体的对侧传入大脑的。比如说，来自你视野右侧的信息会首先传入大脑左侧进行加工，而左手的触摸信息会首先传入大脑的右侧。

通常，感知信息在到达一个大脑半球后，会通过胼胝体等通路与另一个半球共享。然而，"裂脑人"的情况不同：一旦感知信息到达大脑某个半球，它就会滞留在那里。由于胼胝体被切断，大脑的左右半球间再也无法实现信息共享。

因此，当斯佩里和加扎尼加将物品置于被试的右侧视野中时，视觉信息将传入大脑左半球。而后他们询问被试眼前的物品是什么，后者回答："钥匙。"到目前为止，一切都挺好。

但是，当物品被置于被试的左侧视野中时，视觉信息就被大脑右半球独占了，大脑左半球"眼前一抹黑"。在询问被试眼前的物品是什么时，他们便无法为它命名了。被试经常声称自己什么也看不见，或者只是在随便乱猜。不过，他们能将物品画出来，或者将它从一堆物品中拣出来，这说明他们其实是能看见的，只是由于无法配合左半球的语言功能，他们无法"描述"这些物品罢了。斯佩里的发现支持以下观点：左半球的某些区域对语言的产生至关重要，人们若是无法访问这些区域，他们的语言能力就会受损。

大脑右半球那些常被忽视的功能

大脑左半球对大多数人（约占右利手的 95% 和左利手的 70%）的语言功能很重要，该观点如今已被广泛接受，这要归功于斯佩里和加扎尼加的研究。[8] 然而，大脑右半球也并非毫无作为。如前所述，语言的产生过程很复杂，即便大脑左半球承担了绝大多数任务，大脑右半球依然有许多工作要做。

比如说，人们通常认为大脑右半球对生成和理解韵律——也就是口语的语调和节奏——很重要。韵律让我们能用言语表达情感，没有它，言语听起来就会显得单调乏味。一些大脑右半球受损的患者说话时面无表情，并且/或者很难识别他人的话语中夹带的情绪。正因如此，他们经常误会别人的意思。大脑右半球对理解短语和句子间的关系，以及评估语境也很重要。缺乏上述能力的患者很难理解一段对话，他们的社会交往也变得十分困难。[9]

属于大脑右半球的语言功能还有许多，这里不过多举例。可见，在语言方面，大脑右半球也做出了重大贡献，绝非可有可无。然而，人们通常还是认为大脑左半球在语言中起主导作用。关于大脑如何加工和产生语言的模型也通常更关注大脑左半球的功能，而非大脑右半球的功能。

经典语言模型

威尔尼克就大脑如何创造语言开发了第一版经典模型，该模型后经一系列调整，其最终版于 20 世纪后半叶由美国神经科学家诺曼·格施温德（Norman Geschwind）创建。[10]格施温德主要关注布洛卡区和威尔尼克区以及它们之间的相互作用。

根据这个模型，威尔尼克区在语言理解中扮演了关键角色。当我们听见话语，听觉信息从听觉皮质传递至威尔尼克区，后者会将此段话的意义从声音中提取出来；当我们想要说话时，威尔尼克区又会将意义灌注到语音中去。

要说出话来，威尔尼克区就要将关于"待说"的词（组）的信息传送到布洛卡区。根据这个模型，语言产生的关键之一是被称为"弓状束"（arcuate fasciculus）的大型轴突束，它连接着威尔尼克区和布洛卡区。关于你想说的话的信息会沿这条通路传递并到达布洛卡区，后者随即向（控制自主运动的）运动皮质发送信号，运动皮质激活相关肌群（如口腔肌肉、喉部肌肉和呼吸肌）。于是，该说的话就说出来了。

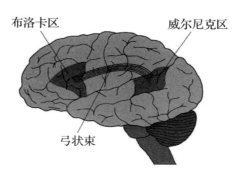

经典语言模型所涉的各个脑区

根据这个模型，威尔尼克区负责为话语添加意义，而布洛卡区则负责协调说话时需要调动的肌群。这样，威尔尼克失语症和布洛卡失语症患者的症状就说得过去了，因为这两种失语症分别关联于语言理解中枢和语言生成中枢受损。但语言现象是非常复杂的，假如这个模型是正确的，那事情就显得太容易了。

更复杂的图景

经典语言模型自诞生以来已有 100 多年的历史。几乎每一个为认知神经科学开设的入门课程对此都有介绍，你能在许多生物心理学教科书中读到相关内容。简单易懂是它最大的魅力。如果大脑中的语言加工过程果真就是这样的，那你不需要一个神经科学学位也能理解它。

但是，当一个关于大脑如何运作的假设看上去过于简单化时，它常常就是过于简单化了。如今大多数专家都同意经典语言模型在某些方面存在缺陷。一个常见的理由是，有大量证据表明语言活动除理解和生成外，还包括一长串"子任务"，从选择单词，到纳入句法，再到产生发音动作，完成这些子任务需要更多脑区的加入，远比经典语言模型涉及的脑区要多。语言功能绝非单靠两个脑区和连接它们的主要通路就能实现，它似乎分布于大脑的（双侧）大部分皮质、丘脑，以及我们将在本书后面谈到的许多其他结构，如基底神经节、小脑等。而这必然意味着各区域间也要有复杂的通路相连。

另一种说法是，尽管布洛卡区和威尔尼克区对大脑的语言功能举足轻重，但这两个脑区（在解剖学和功能意义上）都没有足够精确的定义。为了证明这一点，帕斯卡·钱伯雷（Pascale Tremblay）和安东尼·迪克（Anthony Dick）于 2015 年对一批研究语言的神经生物学家进行了一项调查，要求他们在大脑中精确定位布洛卡区和威尔尼克区。关于威尔尼克区，受访者意见不一：他们定位了七个不同的区域，没有任何一个区域获得的共识超过 30%。布洛卡区的情况要稍好一些：有一个区域获得了 50% 的选择，但其他的选择分布在其他六个区域。[11]

对布洛卡区和威尔尼克区的功能定义也有些不确定。布洛卡区和语言的生成有关，这一点已被写入了教科书，但其在语言生成中扮演的具体角色还不清楚。比如说，它对产生言语相关的运动有多重要？它是否与言语记忆、句法或语法有关？还是说都有涉及？答案还不清楚。

一些研究还表明布洛卡区和语言的理解有关[12]，此外，它似乎还涉及一些看似和语言只是"间接相关"的功能，如制订计划和产生运动。[13]考虑到这些，许多问题就更说不清了。同样，威尔尼克区也被发现和语言的生成有关，甚至可能对语言的理解也并非不可或缺的。[14] 由于这些模棱两可的发现，有学者甚至建议不要再使用像"布洛卡区"和"威尔尼克区"这样的术语。[15]

因此，最新的语言模型已不仅仅关注布洛卡区和威尔尼克区。相反，人们相信语言涉及大脑中的许多区域，它们由复杂的神经通路相连。这样，我们为大脑如何加工语言而描绘的图景在复杂性和准确性上都有望得到提高。尽管如此，问题还是远多于答案，神经科学家们仍在努力为大脑生成和理解语言的过程创建更为精确的模型。

语言能力的缺失

如前所述，尽管语言非常复杂，大多数人却都能在早年间相对轻松地学会。然而，假如孩子们在一个完全不使用语言的环境中长大，即便拥有正常的认知能力，他们也很难习得语言。

这当然是一种十分罕见的情况，通常只有在孩子遭受极端孤立或残酷虐待时才会发生。出于伦理考量，我们很难或根本不可能设计出实验研究，但有几个案例证明了这种缺失对语言发展的影响。其中一个广为人知的案例的主角是一位姑娘，考虑到当事人的隐私，我们权且管她叫

"精灵"（Genie）。她在生命最初的 13 年基本没有人际交往。[16]

"精灵"的情况是一名社工在 1970 年发现的，她的母亲那时正带她申请公共援助。"精灵"13 岁 9 个月大，体重只有 28 公斤。她站不直，腹部因饥饿而胀大，失禁而且不会说话。"精灵"的母亲没有就她的情况给出任何解释，社工因此报警。一段令人发指的儿童虐待史随后大白于天下。

大概从"精灵"一岁半时开始，在醒着的大部分时间里，她都被绑在一把便盆椅上，孤零零地待在一个小房间里。她每天都在一张简陋的婴儿床上睡觉，床上覆盖着铁丝网。房间的门一直关着，窗帘也从不拉开。

她的父亲像暴君一样统治着这个家。他不喜欢小孩，而且认为"精灵"天生残疾，注定活不长久，主要是因为她出生时便患上先天性髋关节脱位，在孩子们理应开始走路的年龄没能站起身来行走。他不许"精灵"的母亲和兄弟和她说话，出于恐惧，他们屈服了。"精灵"发出声音的时候，他会用手或木棍打她。

因此，当"精灵"被发现时，她不仅没怎么与他人交流过，而且她的生活环境中几乎听不到有人说话。在将她解救出来后，医生和研究人员试图挽救她尚未发展的语言能力。测试表明"精灵"似乎有一定的认知能力，能够学习语言。根据智商（IQ）测试，她的智龄在 5 岁到 8 岁之间。

一开始，有迹象表明"精灵"能成功地习得语言。在脱离"小黑屋"环境约 9 个月后，她已能将两个单词串起来表达，比如"want milk"（想要牛奶）或"orange door"（橙色的门）。不到一年，她就能将三四个单词串起来，说出类似"棕色小手套"（small brown glove）这样的话了。又过了一年，她开始使用动词短语，比如"like drink milk"（喜欢喝牛奶）。

虽然进度算不上快，但"精灵"似乎在稳步前进，终将发展出相当于正常儿童的语言能力。研究人员对此感到很乐观。

然而，当大多数儿童达到"精灵"所处的语言发展阶段时，他们的语言开始飞速演化。这种现象有时被称为"语言爆炸"，通常发生在儿童 18～24 个月时。[17]在此期间，儿童的词汇量急剧增加，开始习得语法。他们的语言仍然比较粗糙，但复杂性在不断提高，因此大多数儿童到 3 岁时都能相当有效地交流。在 2～3 岁时，孩子突然就变成"小大人"了，从父母的角度来看，这可太神奇了。

不幸的是，"精灵"的语言发展并未依循这条轨迹。她的词汇量达到了几百个，但她一直在说些简短的句子。她几乎没学会语法，像动词时态的用法她就始终未能掌握。"精灵"无法理解介词和代词，她的语言能力相当于一个蹒跚学步的孩子，之后一直保持在那个水平。

令人悲伤的是，"精灵"的人生之路一直步履维艰。几十年中，她一直在寄养家庭和相关机构间流动。研究人员最终失去了她的踪迹，她消失在人群之中，如今已不知身在何处。

"关键期"

"精灵"，以及其他有过类似感知/社会剥夺经历的人们为这样一个论点提供了支持：对大脑而言，语言的发展存在"关键期"。所谓"关键期"，就是在某一段时间里我们的大脑特别容易学会一门语言，如果在这段时间内没有习得语言，以后再行学习就会困难得多。人们对关键期能持续多久仍有争议，但一般认为，在我们进入青春期以前，习得新语言的能力就已大幅下降了。[18]

对第二语言的学习也受关键期的影响：如果孩子们在早年间就学会了一门第二语言（比如说法语），他们通常能说得像以法语为母语的人一样好。但如果他们在七八岁以后才学会这门语言，他们的口语就会与母语使用者有明显的差异，其中一些差异可能永远不会消失。[19]

看视频，学语言

研究表明，掌握两门语言有很多好处，从改善专注力[20]到延缓痴呆症症状[21]。无怪乎一些家长到处寻找能帮助孩子学习第二语言的产品，同时许多公司正致力于投其所好。但如果你想让自家孩子掌握双语，请记住，研究还表明，虽然婴儿可以从另一个人那里习得一门外语的发音，但他们似乎不太能从视频中获取这些信息。[22]当然，随着儿童年龄的增长，他们通过看视频学语言的能力会逐渐增强。但如果你想让自家孩子从很小的时候就开始学习第二语言，最好放弃这些视频课程，试着自己教他们，或者和他们一起学。

你可以在成年后学会第二语言，但这需要付出更多的努力。因此，一些研究人员认为，语言的关键期更像是一个"敏感期"——在这段时间里学习语言更容易。当然，语言的习得也并非一定发生在这一窗口期，只要学习者能接触到某种语言，而不是像"精灵"那样被完全剥夺了学习的机会便可。

我们尚不清楚婴儿和幼童的大脑有什么特别之处，能让他们如此轻松地习得一门语言，可能是因为大脑中的回路在生命早期更具可塑性和适应性。许多研究者都认为语言是人类的决定性特征，也许了解大脑在特定时段习得语言的能力将有助于我们更好地认识这种重要的交流工具的发展过程，至少能为那些错失了关键期，之后试图学习第二语言却遭受了挫折的人们提供一些建议。

第5章
悲 伤

对马尔科姆·迈亚特（Malcolm Myatt）来说，2004年的那个早晨本该平淡无奇。他正准备早餐，丝毫没意识到自己的生活即将迎来戏剧性的变化。然后，他发觉有些不对：左侧身体变得异常虚弱，当他端着咖啡上楼时，动作十分笨拙——把一半咖啡都洒了出来。

这些症状预示着严重的中风。幸运的是，迈亚特熬了过来，但他的性格完全变了，这种变化十分惊人，虽说倒也不完全叫人讨厌。

中风的诱因是大脑供血中断，这通常是血凝块阻塞血管导致的（脑出血是另一个原因，尽管并不常见）。此时，某些脑区因供血不足而无法获得足够的氧气。仅几分钟后，神经元就开始死亡。神经元的死亡可能导致多种症状，这取决于究竟是大脑的哪个区域供血不足。假如大脑中专司运动的区域受到影响（运动区在大脑中占有很大的比重，因此中风确实通常都会影响运动），患者便会虚弱无力或发生偏瘫。通常只有身体的一侧受到影响，因为中风通常只发生在大脑的一侧，进而影响对侧肢体的自主运动。例如，大脑左半球通常控制右侧肢体的自主运动。

马尔科姆·迈亚特的中风主要影响了他大脑的右侧额叶。起初，医生们对他能活下来没抱太高的期望，他在医院住了将近五个月才得以康复，出院时也难免带上了一些后遗症：他丧失了左臂的功能，走路必须拄拐，短期记忆也出现了一些严重的问题。但中风的另一个影响既持久又突出：他似乎失去了一种基本经验，大多数人都认为这种经验对"人之所以为人"十分关键，那便是他无法再感到悲伤。

中风后，迈亚特声称他无法再体验悲伤这种情绪。"我记得我曾感到过悲伤，"他说，"但那种感受再也没有出现过。"[1]他总是面带微笑，镇子上的人都开始叫他"快乐先生"。

迈亚特于 2017 年去世，享年 72 岁。很难说失去"悲伤的能力"对他产生了什么影响，因为他总是乐呵呵的，这样一来，他连那些可能的负面影响都很难辨识出来。每当有人问他是否因无法再体验悲伤而感到困扰，他的回答都表明他对现状（及总体生活状态）十分知足。但这仅仅是因为他的大脑不允许他思考任何负面事物吗？还是说，迈亚特的案例表明，如果没有悲伤，我们真会过得更好？

根据迈亚特的案例，我们可以推测，似乎的确有一些脑区能让人体验悲伤。毕竟，如果特定区域的脑损会让一种情绪（比如悲伤）消失，那么受损区域健康时的功能至少也应该与这种情绪的产生有关。然而，具体是哪些脑区让我们产生了悲伤情绪仍是个谜。

布洛卡与"大边缘叶"

悲伤等基本情绪长期以来一直是神经科学家的难题。它们非常普遍，几乎人皆有之，但与此同时，它们也可能因人而异，甚至因情节而异。就拿悲伤来说，并不是你每次体验这种情绪时，感受都一模一样。有时它很强烈，伴随着一种明显的失落感，比如人们在伴侣去世时感受到的那种悲伤；有时它充满遗憾，比如你因自己过去的所作所为而伤怀，希望能够弥补。有时它伴随孤独而来，有时它因共情而生。基本情绪总是变幻无穷。

所以，你该怎么将这样一种复杂的情绪定位到一个，乃至一组特定的脑区呢？事实上，你可能根本就做不到，但神经科学家们为此却尝试了许多年。

大脑中的"情绪区"作为一个现代概念，可追溯至20世纪中叶。当时，科学家们发现了一系列结构，并推测它们不仅与悲伤有关，而且与各种情绪的表达有关。至于"情绪系统"的说法，其历史就更悠久了：自著名神经科学家保罗·布洛卡以来，人们已探索了近一个世纪。

19 世纪末，布洛卡的职业生涯已临近尾声（这时距离他做出关于语言区的重要发现已过去了很久）。事实上，直到去世前两年，他才发表了一篇与情绪高度相关（尽管依然只是间接相关）的论文。在文中，他建议往神经解剖学家们绘制的大脑结构图上再添加一个部分。

一块新的脑叶

传统上，神经解剖学家将大脑分为一系列"脑叶"。最初的划分包括额叶（大脑前部）、顶叶（大脑背外侧，"顶"指的就是颅骨的双侧和顶部）、颞叶（靠近太阳穴）和枕叶（大脑后部，"枕"是指脑颅后部的枕骨）。前文中，我们已讲到过颞叶与额叶。

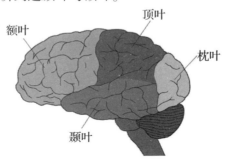

起初，这些划分是依据解剖学证据做出的，尽管神经科学家们最终也发现，各脑叶间的确存在功能上的一些差异。例如，视觉信息的主要加工区域位于枕叶，因此枕叶作为"视觉区"最广为人知。然而，试图将大脑的任一功能严格限定在某个解剖学分区之内的做法却是站不住脚的。有研究表明，大脑皮质共有 30 多个与视觉有关的区域，其中只有约 1/3 位于枕叶。[2]事实上，大脑的大多数功能似乎是分布式的，并非集中在特定区域之中。

　　尽管如此，早在布洛卡的时代以前，将大脑分为一系列脑叶的做法就已经十分普遍了。1878 年，布洛卡发表了一篇论文，其中描述了他认为应被视为另一个主脑叶的结构。[3]这是一块相当大的组织，呈弧状包围着大脑的一些深层结构（深层结构位于大脑皮质之下）。

　　大脑这一区域最早可见于英国医生托马斯·威利斯（Thomas Willis）的记录，这份记录的历史比布洛卡的这篇论文还要久上几百年。它似乎环绕着大脑的深层区域，就像一道边界，威利斯因此将相关结构标记为"边缘区域"（limbic region）。limbic 的名词形式 limbus 在拉丁语中就是"边界"的意思。布洛卡沿袭了这一传统，称之为"大边缘叶"（great limbic lobe）。他用了"大"这个形容词，是因为他觉得边缘叶不仅是另一个脑叶，更是大脑的一个主要部分，其本身就由几个脑叶组成。

布洛卡的解剖学术语很快流传开来，至今，边缘叶仍被公认为主要的脑叶之一。尽管它不像上面提到的另外四个脑叶那样广为人知，但布洛卡归于边缘叶的功能与我们讨论的悲伤情绪高度相关。

边缘叶

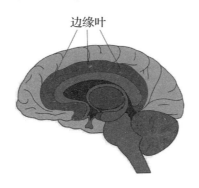

布洛卡认为边缘叶和许多原始的行为模式有关，这些行为的宗旨就是追求快乐、逃避痛苦。但我们总觉得自己能用大脑中更理性的部分来抑制这些行为。这种冲动控制机制在其他动物中并不常见，因此一些人认为它是区别人类与其他物种的特征之一。总而言之，边缘叶与欲望和激情相关，对这些基本欲望的控制则涉及覆在边缘叶上方的脑组织。

细究边缘系统

临近 20 世纪中叶，著述丰富的神经科学家詹姆斯·帕佩兹（James Papez）基于布洛卡的研究工作发表了一篇论文，描述了他认为与情绪有关的一套新的大脑回路。[4] 这其中包括布洛卡定义的大部分边缘叶，还有一些其他的结构，如下丘脑和部分丘脑。然而，帕佩兹似乎并未意识到他和布洛卡的观点有所重叠。

在帕佩兹介绍其"情绪回路"后不久，耶鲁大学的一位名叫保罗·麦克莱恩（Paul MacLean）的年轻研究人员扩展了帕佩兹的模型。他在后来被称为"帕佩兹回路"的基础上增加了一些结构，并详细论述了这个系统是怎样扮演大脑中主要的情绪回路这一角色的。麦克莱恩意识到了帕佩兹与布洛卡观点上的重叠，并开始将他的"新版帕佩兹回路"称为"边缘系统"（limbic system）。[5]

随着时间的推移，边缘系统的概念在神经科学领域逐渐深入人心。神经科学家们未能就边缘系统具体包含哪些结构达成一致，但他们大都认同这些结构与情绪有着重大关联。到了 20 世纪后半叶，边缘系统已经和情绪密不可分了。

从一个情绪"系统"开始

然而，近几十年来，所有情绪均系由边缘系统加工这一观点跌落神坛。之所以发生这种改变，原因之一就是虽然边缘系统中的某些部分似乎对产生悲伤等情绪十分关键，但除边缘系统外，似乎还有一些区域对情绪反应也很重要。

此外，有一些结构传统上被认为是边缘系统的一部分，但我们现在更多地将其与情绪以外的过程联系起来。举个例子，海马体通常被认为是边缘系统的一部分，但现在，我们认为它与记忆的关联比与情绪的关联更紧密。

因此，目前的主流观点是，情绪加工并不只是边缘系统的工作，边缘系统中某些区域的任务也不仅限于加工情绪。事实上，许多神经科学家认为，给这样一组功能分化如此显著的结构贴上一个标签，搞得它们好像有一个共同的目标，其中的逻辑无疑是有问题的，一些人因此建议再也不要使用"边缘系统"这个术语。无论如何，边缘系统中的某些结构应该确实对情绪反应起了些作用。其中有一个叫"扣带皮质"（cingulate cortex）的特殊部位，似乎对悲伤特别重要。

在大脑中寻找"悲伤"

如果你将一个大脑从正中竖切，分成两半，往里看，你会看到一大堆神经纤维，围绕着大脑内部的一些结构，排列呈弧状。这束神经纤维被称为"胼胝体"，我们在第 4 章曾介绍过。

围绕着胼胝体，还有另一个弧状脑组织，那就是扣带皮质。自最初帕佩兹描述"情绪回路"以来，扣带皮质一直被认为与情绪有关。而且，如果你沿"扣带皮质"向大脑前部一路追踪下去，会到达一个几乎像膝关节一样的弯曲之处，那就是所谓的"膝下扣带皮质"（subgenual cingulate cortex，缩写为SCC），也是一些研究人员口中的"悲伤中枢"。

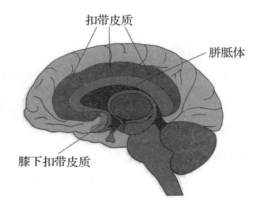

假如你一直认真地读了下来，对"某某中枢"这种说法可能已经有些谨慎了。将一小块脑组织认定为诸如悲伤等复杂情绪的"中枢"似乎有些自以为是。回顾一下，曾有观点称杏仁核等区域是"恐惧中枢"，我们在第1章中谈到过，以这种方式试图理解复杂的大脑功能，通常都是不合适的。悲伤是复杂的，各种不同形式的悲伤可能产生于不同的脑区，此外SCC与其他的许多脑区还有各种关联。

我们的各个脑区以这种方式相互联系，共同构成了一个庞大而复杂的网络。将一种功能与网络的某个部分联系起来，忽略掉其余的部分，如果这种做法不能说是"大错特错"，通常也是太过简单化了。

然而，这并不说 SCC 没有对悲伤情绪起什么作用。事实上，已有许多研究将它与这种情绪关联起来了。例如，在一项研究中，研究人员让女性被试回顾令她们感到悲伤的生活事件，或观看一些表情悲哀的人物照片，同时使用神经成像设备监测她们的大脑活动，他们发现 SCC 在任务过程中始终处于激活状态。[6]另一项研究发现，在回顾悲伤经历时，健康被试的 SCC 活动水平显著提高。[7]但关于 SCC 对悲伤情绪的作用的极为有趣的一些证据来自最极端的悲伤形式——抑郁症。

抑郁症与膝下扣带皮质

如今，许多人对"抑郁"（depression）一词的使用都十分轻率。例如，一个坏脾气的少年可能会说他因为最好的朋友正在休假，自己却孤身一人无处可去而"感到抑郁"；一个雄心勃勃的成年人则可能会因为找不到一份称心如意的工作而"感到抑郁"；等等。

但是，医学意义上的抑郁症——通常被称为重度抑郁症（major depressive disorder，缩写为 MDD）——与我们日常使用这个词的时候所指的短暂的悲伤完全不同。MDD 患者在一天中的大部分时间里都如此忧郁，以致他们体验快乐的能力在很大程度上可能不复存在。他们对自己在患病前热爱的许多事情都失去了兴趣；他们经常受睡眠问题（失眠或睡眠时间太长）、无价值感或非理性内疚感，以及自杀念头困扰；深深的绝望感会让他们非常虚弱，甚至危及他们的生命（据估计，抑郁症患者几乎要占总自杀人数的 60%）。[8]

就算扛过了严重的负面情绪本身，患者也有更高的风险罹患其他一些慢性疾病，包括冠状动脉疾病和糖尿病。加之实施自杀的可能性更大，MDD 患者的平均寿命要比常人短 25 ~ 30 年。[9]一些研究表明，在减损人的寿命这方面，抑郁症与吸烟的影响大致相当。[10]

考虑到这些事实，学者们对抑郁症要比对普通的悲伤情绪更关注一些。许多经历都会让我们感到悲伤，比如一段感情的破裂或错过了一次升迁，但它们导致的悲伤通常较为短暂，而且心理学家们认为以这种方式应对令人失落或失望的遭遇其实还算健康。正因如此，全面深入地理解悲伤这种情绪或许不至于有什么直接的临床上的好处。不过，研究抑郁症的神经生物学机制却是能救人性命的。这一潜在的社会效益不仅使抑郁症的研究对科学家更具吸引力，还使其更有可能获得相关组织的资助。

当然，研究抑郁症能让我们更加深入地理解悲伤这种情绪，因为在某种意义上，抑郁症只是特别强烈、特别持久的悲伤而已。所以，当你听说 SCC 也和抑郁症有关的时候，不用太惊奇。神经影像学研究发现，抑郁症患者 SCC 的活性会显著提高[11]，服用抗抑郁药 6 周后，他们的 SCC 活性又会降低。[12]一些研究还发现抑郁症患者，特别是有情绪障碍家族病史的患者的 SCC 结构异常，也就是说，这些结构上的差异可能是抑郁症的遗传风险因素。[13]

"深部脑刺激"（deep brain stimulation，缩写为 DBS）提供了一些特别有趣的证据，将抑郁症和 SCC 关联起来。DBS 是一种外科干预技术，医生会将一个发射电脉冲的小装置植入患者的大脑中。这种疗法相对较新（于 20 世纪 80 年代末首次使用），我们对它之所以能产生疗效的细节尚不清楚。不过通常认为，如果刺激装置安放的位置合适，它产生的电脉冲就会干扰大脑的异常活动，这种异常活动正是疾病发生的诱因。

DBS 并不适用于所有人（见下文），它需要对患者实施侵入性的脑外科手术。因此，除非已穷尽其他治疗方案，否则医生通常都不会选用这种疗法。到目前为止，它还没有被美国食品药品监督管理局批准用于治疗抑郁症（尽管已被批准用于治疗帕金森病、强迫症和癫痫）。

因此，对其疗效的研究通常只针对严重抑郁症患者进行。对一些抑郁症患者来说，抗抑郁药物或传统疗法都不起作用，他们因此被称为"顽固性患者"。接受常规治疗只能让约10%的顽固性患者症状减轻，让3%~4%的患者病情得到缓解（症状减轻到常人或接近常人的水平）。[14]相比之下，对一组顽固性患者使用DBS后，近40%的患者症状减轻，超过26%的患者病情得到了缓解。[15]

然而，对患者在DBS的设备植入期间进行研究的结果或许还要更为有趣。DBS手术通常是在清醒的患者身上进行的，换句话说，在手术进行时，患者通常不接受全身麻醉。这不像听上去那么吓人，因为大脑其实并没有痛觉感受器，所以尽管身体其他部位的痛觉都要在大脑中加工，但你的大脑却没法让你知道它何时受到了什么程度的损伤。因此，只要患者服用止痛药物，接受局部麻醉，不至于感到头皮疼痛（头皮上是有痛觉感受器的），神经外科医生就可以对患者的大脑"动手动脚"，而不会引起任何疼痛。

研究者希望患者在DBS手术期间保持清醒的原因之一，是他们需要将电极植入大脑并打开开关，观察患者有何反应。如果刺激没能让症状减轻，医生还能将电极移到其他位置。他们用 DBS 刺激患者的 SCC，发现患者的情绪变化极为剧烈，因此一些研究人员将这个区域称为"抑郁开关"。[16]

比如说，在一项研究中，一组持续抑郁至少 12 个月、接受过至少 4 种抗抑郁药物治疗均告无效的患者接受了 DBS 手术。在 DBS 设备植入期间，研究者对这些（神志清醒的）患者的 SCC，以及将信号导入/导出 SCC 的神经集群实施了刺激，并要求他们描述自己的感受。患者的情绪立即发生了积极的变化，他们会说"我很想笑，这感觉很好""一切都变得轻松多了"以及"我的身体变得更活跃了"。[17]仅电刺激 SCC 及其邻近区域就能一扫他们的阴郁，让他们变得兴高采烈。

抑郁的网络

尽管有这些证据，我仍然不太愿意将 SCC 称为"抑郁开关"，因为这个称号似乎在暗示 SCC 是唯一一个能在受到刺激后引起这种情绪变化的脑区。但事实上，刺激大脑的其他部分，比如一个被称为伏隔核（nucleus accumbens）的区域（通常认为该区域会在奖励体验中扮演重要角色，详见第 8 章），也会让人产生快感，并显示出有治疗抑郁症的潜力。[18]因此，如果抑郁症会由 SCC 的异常活动引起，那么它也可能会由大脑其他区域的异常活动引起。这很可能是因为并非只有 SCC 对悲伤和抑郁情绪起作用。相反，它与大脑的其他部分构成了网络，忧郁的情绪状态很可能是由这些不同区域间的相互作用导致的。

人们对 SCC 参与构成的网络具体涉及哪些脑区尚不完全清楚，尽管当前的模型表明该区域与一长串其他的脑区都有关联，包括杏仁核、下丘脑、前额叶皮质、脑干、伏隔核等。[19]人们猜测，不同的脑区构成了不同的网络，特定网络的机能障碍也许就表现为抑郁症的不同方面。

何以解忧？干脆运动！

假如你情绪低落，又不想服用药物，不妨试着多做些运动。一些研究发现，适度锻炼有助于缓解抑郁，其效果与药物治疗相当。[20]当然，实践起来也有难度，因为锻炼可能是你在情绪抑郁的时候最不想做的事。尽管如此，如果你养成了经常锻炼身体的习惯，你的情绪状态（以及健康状况）就可能得到改善。对于那些并未罹患临床意义上的抑郁症，只是感到有点忧郁的人来说，要想改善情绪，提振精神，锻炼可能是一个特别好的办法。

比如说，SCC 中的异常活动可能会干扰一个含杏仁核与下丘脑的神经网络，导致强烈的应激反应，使人感到异

常焦虑。又比如，一些神经元从 SCC 一路延伸至脑干腹侧被盖区（已知该区域涉及动机与奖励，我们将在第 8 章展开探讨），抑郁症患者经常抱怨的动机水平或生活兴趣的降低或许就和这些神经元有关。

但这些网络都很复杂。目前，我们对彼此关联的结构如何导致像抑郁症这样复杂的情绪问题基本还只能靠猜。然而，尽管 SCC 似乎是这些网络的重要组成部分，但只去关注它显然无助于了解其他相关区域的作用。在不同脑区错综复杂的相互作用中，它也只是一个部分，仅此而已。

神经科学家仍将致力于识别大脑中所有与悲伤和抑郁有关的部分。但是，即便有朝一日他们实现了这个目标，我们还将会有另一个重要的问题需要解答：具体哪些机能障碍会导致患者特定的情绪状态？换言之，究竟是哪些神经元水平的事件让人悲伤或沮丧？

多年前，这个问题似乎已在某种程度上得到了回答。早在 20 世纪 90 年代，人们就知道某种神经递质的水平过低将不可避免地对情绪产生负面影响。这是近现代神经科学流行的假说之一。但最新的证据表明，这是一种对事实过度简化的做法，这个假说无法准确地解释抑郁症是怎样发生的。

"血清素假说"

神经科学家对抑郁症的成因有多种解释，如果你对它们略知一二，可能已经在琢磨本章会将对血清素的讨论置于何处了。血清素（serotonin）是一种与情绪状态有关的神经递质。多年来，它一直都是关于抑郁症的成因最为流行的假说的基础。具体而言，人们普遍相信低水平的血清素会导致抑郁症，这就是广为人知的"血清素假说"。

要了解"血清素假说"的现状，先得聊聊它的历史。我们先回到海景医院（Seaview Hospital）。海景医院于20世纪初建立于美国斯塔滕岛（Staten Island），是一家专门收治肺结核患者的医疗结构。当时抗生素（后来将成为治疗肺结核的标准药物）尚未被发现，肺结核还是美国居民的主要死亡原因之一。海景医院其实是一家疗养院，它鼓励患者通过休息、呼吸新鲜空气和健康饮食治愈这种疾病。

到了20世纪中叶，人们开始将抗生素用于治疗肺结核，但当时还需要和其他抗肺结核药物结合使用，科学家们仍在为战胜这种疾病探索理想的鸡尾酒疗法。20世纪50年代初，参与这项研究的人员发现了一种被认为具有抗结核特性的新药。为了寻找一组愿意接受药物试验的肺结核患者，他们来到了海景医院。

这种新药的主要成分为异丙烟肼（iproniazid）来自一种被称为肼（hydrazine，又称联氨）的化合物。肼有腐蚀性、有毒，而且容易爆炸。第二次世界大战期间，它曾被用作火箭燃料。战后，人们在德国发现了许多肼的储备，当时没有人知道该如何处置这种东西。因此，它们被廉价卖给了制药公司。这些公司开始对肼展开试验（遇到未经测试的化学品时，他们经常这样做），想看看能否对它做一些化学加工，生产出一些有用的药物（任何作用都好）。他们发现一些肼的衍生物（比如异丙烟肼）就具有治疗肺结核的潜力。

但是，在海景医院对一组患者试用异丙烟肼时，研究人员发现了一些不寻常的效果。除治疗肺结核外，这种药物似乎还能改善患者的情绪。突然间，这些情绪低落、卧床不起的病人就站起身来，四处走动，开始社交了。有报道描述他们"在大厅里翩翩起舞，全然不顾肺里还有洞"。[21]很快，异丙烟肼就成了治疗抑郁症的常用药物，这时距离海景医院的临床试验还不到十年。

连线描图

对异丙烟肼在大脑中如何生效的研究催生了第一个被广泛接受的，关于抑郁症成因的假说。异丙烟肼会抑制单胺氧化酶（monoamine oxidase，缩写为 MAO），这种酶会分解单胺类物质，该类物质包括血清素和去甲肾上腺素之类的神经递质。因此，异丙烟肼是一种"单胺氧化酶抑制剂"（monoamine oxidase inhibitor，缩写为 MAOI），这是种颇合逻辑的叫法。MAOI 会抑制大脑中去除血清素和去甲肾上腺素的酶，因此会导致大脑中血清素和去甲肾上腺素的含量提高。

对上述机制的了解，加之异丙烟肼对抑郁症患者的疗效，让研究人员猜测抑郁症可能就是由血清素和去甲肾上腺素等神经递质的缺乏引起的。因此，有人提出了一个假说：提高血清素和去甲肾上腺素的水平可能有助于治疗抑郁症。

随着时间的推移，越来越多的实验证据似乎都在说明，对抑郁症而言，血清素的作用要比去甲肾上腺素更为重要。一系列其他种类的抗抑郁药的发现进一步支持了这个观点，因为它们似乎都是通过提高血清素的水平起作用的（至少是它们的作用原理之一）。

氟西汀（fluoxetine）可以说是这类抗抑郁药的巅峰之作，这个名字你可能不是很熟，相比之下，听说过它的品牌名，也就是"百忧解"（Prozac）的人可就多了。氟西汀是第一种为以某种方式影响大脑而特意开发的精神药物。

在它以前，精神药物的发现总有些运气成分，比如异丙烟肼的抗抑郁作用就是在它作为一种抗肺结核药物进行试验时偶然发现的。具体来说，氟西汀会通过影响一种被称为"重摄取"（reuptake）的机制来改变血清素水平。

重摄取与神经递质循环

只要信号从一个神经元传递到了另一个神经元，大脑就必须将携带该信号的神经递质从突触间隙中清除掉。否则，它们可能会继续作用于突触后神经元上的受体，造成过度刺激等一系列多余的影响。

去除过量神经递质分子最常见的一种方法就是所谓的"重摄取"，这个过程离不开突触前膜的"转运蛋白"。转运蛋白会"吸附"多余的神经递质分子，然后将这些分子运回当初释放它们的神经元。这就减少了突触间隙中神经递质分子的数量。

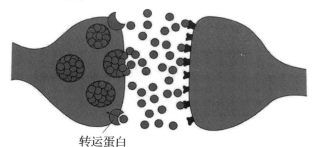

转运蛋白

因此，阻断或抑制重摄取过程会导致突触间隙中的神经递质水平升高。考虑到这一点，美国礼来公司（Eli Lilly and Company）的研究人员致力于开发一种新的抗抑郁药，该药通过抑制负责血清素的转运蛋白，也就是负责重摄取血清素的转运蛋白发挥作用，从而达到抗抑郁的目的。这种药就是百忧解，也被称为"选择性血清素重摄取抑制剂"（selective serotonin reuptake inhibitor, SSRI）。

舞会上的花魁

1987年，美国食品药品监督管理局批准将百忧解用于治疗抑郁症。仅三年后，它就成为北美使用最为广泛的精神药物。到1994年，百忧解已经是全球销量排名第二的药品了。[22]

其他制药公司纷纷开发自己的SSRI。很快，市场上充斥着像西酞普兰（citalopram，品牌名Celexa，也就是"喜普妙"）、舍曲林（sertraline，品牌名Zoloft，也就是"左洛复"）和帕罗西汀（paroxetine，品牌名Paxil）等药物。百忧解引领了这一潮流，各种类型的SSRI在20世纪90年代和21世纪初成为美国人首选的精神药物。到2005年，已有超过10%的美国人服用抗抑郁药。[23]

SSRI能提高血清素水平，并且似乎能有效治疗抑郁症，这为"血清素假说"提供了依据，进而点燃了学界乃至公众对血清素的热情。人们开始相信，要想获得幸福，血清素水平就得足够高，否则只能深陷于悲伤和抑郁无法自拔。精神病医生彼得·D. 克莱默（Peter D. Kramer）在他的《倾听百忧解》（*Listening to Prozac*）一书中称血清素为"幸福神经递质"。[24]后来，这个绰号被大众传媒广泛使用。

然而，随着时间的推移，越来越多的研究开始揭露"血清素假说"的缺陷，所谓的"幸福神经递质"也开始受到质疑。最终，科学家们只能向公众澄清原先假说的错误，这成了一项颇为艰难的任务。

"血清素假说"的问题

像 SSRI 这样的药物，能在服用约一小时后提高人体的血清素水平。[25]但 SSRI 和其他大多数影响血清素水平的抗抑郁药都必须每天服用，连续服用 3 ~ 4 周后，患者才能感到有一些效果。如果抑郁症仅仅是血清素水平太低导致的，那这种滞后又是怎么回事呢？这表明"血清素假说"忽略了一些东西。换句话说，一定还有其他机制参与其中，否则抗抑郁药不至于需要数周时间才能见效。

有研究表明，血清素水平过低并不会始终如一地导致

抑郁症症状的出现。[26] 此外，还有许多抑郁症治疗方法与
SSRI 一样有效，但它们根本不针对血清素系统。

这些证据让人们开始怀疑，只靠血清素水平是否真的
足以说明抑郁症的成因。在过去的十年里，一些可能动摇
SSRI 和其他影响血清素水平的抗抑郁药的整体有效性的证
据也开始浮出水面，对"血清素假说"而言，这无疑是雪
上加霜。一些研究发现，对许多患者来说，这些药物的效
力其实无异于安慰剂。[27]

这一切都表明，如果说 SSRI 对治疗抑郁症果真有效的
话，也未必是因为它们能影响血清素水平。相反，它们的
"药性"很可能（至少是部分）取决于某些其他的神经机
制，而我们对此还认识不足。

当然，这并不意味着血清素在抑郁症的治疗中不起作
用。但它确实表明，不能简单地在血清素水平和幸福感之
间画等号。而且，由于一些服用了 SSRI 的患者似乎没有表
现出可归因于药物的明显改善，血清素水平可能只与抑郁
症的某些病例有关。不用说，如今科学界已很少有人再把
血清素称为"幸福神经递质"了。

因此，尽管几十年来"血清素假说"一直被认为是抑
郁症病因问题的明显答案，但这太过简单的假说已经被摒
弃，就像科学史上其他一些著名的假说那样。人们已提出

了几个新的假说来取代它的位置。其中一些建立在"血清素假说"的基础之上,试图对其进行一些补充,而另一些则提出了完全不同的机制。

追寻答案

在研究抑郁症的圈子里,有一种观点受到了一些关注:抑郁症涉及一种夸大的应激反应,这会导致"压力荷尔蒙",即皮质醇(cortisol)的大量分泌。一旦皮质醇水平过高,大脑中对皮质醇敏感的区域(如海马体)就可能受损,而海马体对于关闭应激反应至关重要。

因此,根据这一观点,当患者感受到压力,由于大脑中原本控制应激反应的部分受损,导致过度的应激反应,从而产生了抑郁症的症状。这一假说为抗抑郁药药效的延迟现象提供了一种解释:血清素水平的提高可能促进蛋白质的合成,帮助大脑生成新的神经元。这样一来,被皮质醇破坏的脑区就能得到修复,恢复了对应激反应的正常控制,从而缓解抑郁症症状。

另一种假说认为,抑郁症与脑部的炎症有关。炎症(inflammation)通常指因人体暴露于一种或多种有害物质(如组织损伤和细菌入侵)而发生的一般性的免疫系统反应。炎症发生时，血液会将大量免疫系统细胞快速输送到发生损伤或疑似遭受威胁的部位。

然而，在某些情况下，炎症反应可以扩散到一个特定部位之外，导致全身免疫细胞水平提高，这被称为慢性炎症或全身性炎症，对人体有诸多危害。研究表明，抑郁症可能与全身性炎症有关，一些科学家因此猜想炎症可能对大脑产生负面影响，从而导致患者出现抑郁症的相关症状。

但若果真如此，那最大的问题就是：一开始导致炎症反应的是什么？有研究人员提出，炎症可能是由那些我们通常认为会激活免疫系统的事件，也就是感染引发的。换言之，让你身体不适的感染可能也会影响你的大脑，使抑郁症的相关症状出现。根据这一假设，许多病原体都和抑郁症有关。比如说，I 型单纯疱疹病毒（herpes simplex virus - 1，会导致唇疱疹）的抗体在抑郁症患者体内要比在普通人体内更常见。EB 病毒（Epstein-Barr virus，会引起单核细胞增多症）、水痘–带状疱疹病毒（varicella zoster virus，会引发水痘和带状疱疹）和沙眼衣原体（Chlamydia trachomatis，会导致衣原体病）的抗体也是如此。[28]这还只是几个实例。

意式咖啡与抑郁症

烟酒之类的东西会影响人的精神状态，但也有增加服用者罹患抑郁症的风险。咖啡因则无此副作用。事实上，适量摄入咖啡因还能降低你患上抑郁症的可能性。[29] 因此，咖啡或茶叶的拥趸可能无须为了让自己感觉更快乐而放弃咖啡因了（当然了，可能的话，最好还是尽量少喝能量饮料和碳酸饮料）。不过，睡眠不足和抑郁症多少是有关联的，所以从上床前至少 6 个小时开始，尽量不要去碰含咖啡因的饮料，免得影响你的睡眠。

目前，人们对某些病原体相对更有可能导致和抑郁症相关的脑部炎症的原因尚不清楚。它们可能在感染人体后更容易侵入大脑。一旦进入大脑，它们就会造成严重的破坏：不仅会引起或加剧炎症反应，还可能破坏脑部特定的结构，对行为产生损害和/或影响。

此外，有些人可能对炎症特别敏感，他们的免疫系统会对各种病原体，甚至是那些通常不会让他人产生免疫应答的中性刺激做出过度反应。对这些人来说，感染就并非炎症的必然前提了。

然而，即使应激反应和/或炎症在某些情况下和抑郁症有关，这也不能解释所有的抑郁症病例。在过去的一段时间里，对抑郁症的研究让人们获得了一个重要的洞见，那就是抑郁症和许多其他的精神障碍，以及通常意义上的"疾病"一样，如果只用一种假说和一套机制加以解释，其实是不够的。相反，抑郁症有许多不同的病因，试图只用其中一种来解释所有的病例并不靠谱，由此总结的疗法也很难见效，或者通常只对一部分人有效。考虑到这一点，科学家们还需继续努力，如此才能进一步阐明抑郁症的各种成因。

抑郁症的研究者们都有一种紧迫感，因为自1999年以来，美国的自杀率上升了30%以上。[30]这也部分说明了对抑郁症的研究为何在优先级上要高于对悲伤的研究。尽管如此，抑郁和悲伤是相伴而生的，研究其一也许能让我们了解其二。虽然我们不一定想彻底抹去悲伤这种情绪，但也许终有一天，神经科学的进展将使我们有能力控制正常的悲伤情绪，避免它们发展为无法压抑、无法控制的绝望。

第 6 章
运 动

1971 年春，伊恩·沃特曼（Ian Waterman）19 岁时，他的工作就已稳定了下来。伊恩从 13 岁起就在一家肉店工作，他对这份活计兴趣浓厚，并且技术娴熟。因此，当老板问他是否愿意接手铺子自己经营（这是他多年来努力的方向）时，伊恩兴奋不已，对未来充满了期待。但后来，一场似乎是流感的疾病将他平稳的人生彻底颠覆了。[1]

伊恩原本不以为意，但一些奇怪的症状开始出现，其中以肌肉协调性的下降最不寻常，难以解释。伊恩愈发虚弱、疲惫，而且会突然失去控制。喝茶的时候，他发现自己拿不稳杯子，将一半的茶洒在了地上；在药店买药，他会突然失去站立的力量，倒在柜台边；一觉醒来，他想起床，身体却瘫软下去。伊恩开始意识到自己患的不是什么流感。

最后，伊恩不得不就医。此时他说话已有些不清楚，这让医生以为他喝多了。伊恩没工夫为医生的误解而生气，他的手和脚正在失去知觉，这无疑是一个更令人担心的症状。

伊恩次日在医院醒来时，对自己的嘴、舌头，以及脖子以下的任何部位都感觉不到了。奇怪的是，他还能活动四肢，但无法控制动作的方向或速度。比如说，他原本只想将手向上抬个几厘米，做出来的动作却是将胳膊猛烈上扬，直到撞在床头上。

最终，伊恩意识到了问题所在：如果他不刻意去看的话，就根本不知道自己身体的各个部位分别在哪儿。大多数人做动作时都会得到关于肌肉何时在做什么的反馈，伊恩却不会。

举个例子，当你闭上眼睛，上下活动手臂时，你总能知道手臂什么时候抬起、什么时候落下——就算不去看也行。但如果伊恩这样去做，他就说不清手臂活动到什么位置了，甚至不知道手臂动了没有，除非他睁眼去看。没有了来自身体的知觉反馈，躺在病床上的他会觉得自己正飘在空中。

对身体所处空间位置的感觉被称为"本体觉"（proprioception），这个词可以粗略地翻译为"对自身的感觉"。向大脑传递触觉信息的神经通路也传递本体觉信息。医生们最终认定，伊恩的问题正是这些神经通路受损导致的，这可能源于对病毒的过度免疫反应。但类似流感这样的疾病每年都会侵袭数以百万计的人，为什么对别人没有这样的影响，只有伊恩这么倒霉，现在还不清楚。

伊恩没能恢复颈部以下的触觉或本体觉。大多数有这种缺陷的患者都只能卧病在床，但伊恩凭借超凡的毅力和刻苦练习，学会了用视觉反馈引导肌肉：即使感觉不到自己的双腿，他也能看到它们。因此，他能通过观察自己的双腿来走路，并使用有关双腿位置的视觉信息纠正自己的动作。这是一项艰巨的任务，需要高度集中注意力，但伊恩的决心和坚持最终让他的生活重回正轨。

伊恩的案例证明了我们的运动系统的复杂性。运动不仅需要从大脑到肌肉的直接信号，还需要使用反馈进行无数次调整，使动作达到预期目标，并保持流畅。总之，运动并不像它看上去那样简单直接，而是源于大脑和身体间复杂的交互作用。

在大脑中寻找"运动"

我们在第 4 章讨论过保罗·布洛卡在大脑中发现的疑似语言中枢。在 19 世纪，这一发现让神经科学界对大脑不同部位可能负责不同功能这一观点议论纷纷。我们曾谈到，如今大多数神经科学家已不再将大脑视为一系列功能特异的"中枢",因为这种想法对大脑复杂功能的基础——高度精密的神经网络有过度简化之嫌。但与此同时,不可否认的是,大脑某些区域与某些功能密切相关,特别是对相对简单的感知或运动过程(而非那些更复杂的东西,比如语言)而言。布洛卡的发现激励了整整一代神经科学家去寻找这些脑区。他们的第一个重大胜利是由一对年轻的德国学者古斯塔夫·弗里奇(Gustav Fritsch)和爱德华·希茨格(Eduard Hitzig)取得的,那时距离布洛卡遇到"老陈"还不到十年。

在了解弗里奇和希茨格的研究以前,我得提醒你,他们对活狗做的实验在细节上可能会令人反感,毕竟,弗里奇和希茨格没有对实验动物进行适当的麻醉。对活体动物实施这样无麻醉的外科手术,而且不提供任何理由,在今天显然是有违科研伦理的。然而,在弗里奇和希茨格的时代,人道主义的观念还没有像今天这样深刻地影响动物实验领域。

阅读弗里奇和希茨格的实验报告会让人感到不适,但与此同时,他们的研究对我们理解大脑做出了重大贡献,因此有必要做一番探讨。如果一些对狗做的可怕实验会让你不安,请跳过以下内容,快进到"运动皮质"一节。

弗里奇和希茨格各自做出的一些发现，让他们确信至少某些运动起源于大脑皮质的一个特定区域，该区域被称为运动皮质（motor cortex）。然而，他们也意识到，要让科学界相信大脑皮质有一个部分专门负责控制运动，就必须拿出令人信服的证据。

寻找运动皮质曾是一项令人望而生畏的任务。在弗里奇和希茨格以前，不少研究者都付出过努力，无一成功。但弗里奇和希茨格可谓初生牛犊不怕虎：他们没有因科学家们曾遭受的挫折而退缩，而是将过往的失败归于方向错误或缺乏毅力，并自信能为前人所不能。

也许正是由于这种自信，弗里奇和希茨格对一些障碍视而不见，而正是这些障碍吓住了许多科学家，让他们选择探索别的假设，仅仅是出于方便（或是出于谨慎）。弗里奇与希茨格的实验需要电刺激暴露在外的大脑区域，并切除活狗的一小部分皮质。大多数研究者都认为，要进行这样的操作，少不了空间充裕的实验室和有坚固约束的手术台。然而，弗里奇和希茨格都没有这样的资源。为了解决这个问题，希茨格建议他们使用自家一间闲置的卧室，奇怪的是，两人都认为这是个好主意。

旁观弗里奇和希茨格的实验可不是个好主意。弗里奇和希茨格首先切除了狗的一部分颅骨——要么是覆盖额叶的部分，要么直接切去一半。然后，他们用一种温和的电流（电流强度依其在两人舌头上产生的刺激感而定）刺激活狗的大脑不同部位的神经元。记住，虽然电刺激大脑听上去很疼，但由于大脑中没有痛觉受体，因此这样的操作本身并不会引起疼痛。当他们刺激大脑的一个区域时，发现它会导致狗身体对侧的爪子不自觉地活动，刺激邻近其他区域则会诱发面部和颈部活动。弗里奇和希茨格的发现是里程碑式的，他们定位了所谓的"个体运动中枢"，也就是控制身体特定部位运动的特定脑区。

要验证这些结论，就得研究这些所谓"运动区"的损伤是否会导致运动障碍，就像布洛卡区的损伤会导致语言障碍一样。为此，他们找了两只活狗（这一次实施了必要的麻醉），先是重复了先前的操作，定位了似乎专门用于控制爪子运动的区域，然后，他们用一把手术刀的钝柄挖出了该区域的一部分脑组织。

这个实验并不精细。弗里奇和希茨格称，其中一只狗被切掉的脑组织有"晶状体大小"，另一只狗被切掉的部分则要"稍多一些"。[2]但在两只狗的身上，他们观察到了相似的症状——仅程度不同。受损脑区对侧的爪子似乎有些活动异常：有时它会在行走时突然"侧滑"，让狗摔趴在地；即使坐着，那条腿也无法承重，慢慢地滑向一旁，直到狗侧身躺倒。

因此，尽管这些狗在手术后没有瘫痪，但产生了明显的运动问题，并且缺陷表现在同一身体部位——通过电刺激相应脑区（后被切除），该部位本来会产生非自愿的运动反应。这就是弗里奇与希茨格寻找的证据，他们发现了运动皮质。

认识运动皮质

弗里奇和希茨格认定狗的部分皮质负责运动，后来的研究证实人类也有运动皮质。然而，当时神经科学家还不清楚人类运动皮质的具体组织方式。直到 19 世纪末 20 世纪初，通过电刺激癫痫患者的大脑，人们对这个问题才有了比较全面的了解。

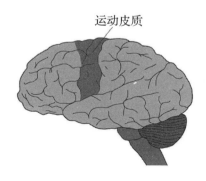

运动皮质

19 世纪末，德国神经外科医生费奥多·克劳斯（Feodor Krause）为癫痫患者开创了一种新的手术疗法：他首先用温和的电流刺激清醒的患者暴露在外的大脑皮质，确定诱发先兆症状（包括幻听、幻嗅等明显的感知异常）等癫痫发作相关症状的脑区，而后移除该区域的脑组织。通过去除患者大脑中促成相关症状的部位，手术通常会降低癫痫发作的可能性。

在实施这些手术的过程中，克劳斯会安排专人记录刺激大脑各个部位的影响。他在人类身上证实了弗里奇和希茨格的发现：大脑皮质的一个特殊区域受到刺激时会引起肢体运动。与弗里奇和希茨格一样，克劳斯还发现，刺激运动皮质的不同部位能可靠地引发身体不同部位的运动。例如，刺激运动皮质的一个区域，病人的腿就会不由自主地抽搐；刺激另一个区域，则会引发患者的手部动作；等等。

通过这些观察，克劳斯还验证了人类运动皮质的组织排列方式：运动皮质包含一幅"身体地图"，该区域的各个部位分别控制身体各个部位的活动。而且，某个身体部位的运动方式越复杂，其对应的皮质区域面积似乎就越大。举个例子，控制手部运动的运动皮质就要比控制脚趾活动的运动皮质的面积大得多。

几十年后，著名神经外科医生怀尔德·潘菲尔德（Wilder Penfield）对克劳斯的癫痫手术方案做了改良，并在术前用同样的方法刺激癫痫患者的大脑，提供了关于运动皮质（以及大脑皮质其他部位）神经"地图"的更多细节。潘菲尔德聘请了一位艺术家，创作了一幅图画，用来表现运动皮质（以及我们稍后将会讨论的感觉皮质）的不同部位与身体不同部位之间的对应关系，也就是广为人知的"运动小人"（motor homunculus）。"运动小人"身体各个部位的大小表示控制该部位运动的皮质区域的面积大小。比如，"运动小人"的手就比脚大。

　　下图中，左侧深灰色部分为运动皮质，小人身体的各个部位对应运动皮质控制该部位运动的各个区域，身体各部位大小比例的扭曲反映了相应皮质区域的面积对比（如控制手的运动皮质区域大于控制脚的运动皮质区域）。

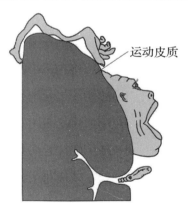

运动皮质

　　如今，几乎每一本神经科学入门教科书中都有一版"运动小人"，但多年来，我们已了解到这些简单的"地图"并非事实全貌。并非皮质特定区域与特定的肌肉或身体特定部位的运动彼此关联，相反，运动皮质的"地图"可能是表征性的，而非运动性的——各个区域都表征了一系列肌肉的收缩，以及其他肌肉的抑制。事实上，这些"地图"表征的到底是什么，神经科学家们仍争论不休[3]，可并非每一本教科书都会提到这一点。

运动皮质的运行

早在人们将运动皮质清晰地描绘出来以前，大脑"运动中枢"借以发挥控制作用的许多通路就已经被确认了。这些通路中最大的一条始于运动皮质的神经元，其轴突进入大脑，将信号传递至脊髓。这条从皮质到脊髓的神经通路又被称为"皮质脊髓束"（corticospinal tract）。

皮质脊髓束与脊髓中的神经元"搭上线"，将信号一路传递下去，命令肌肉收缩。有趣的是，激活身体一侧肌肉的信号通常来自大脑的对侧。这是因为皮质脊髓束的大部分轴突在到达脑干时要跨越到大脑的另一侧，而后向下延伸至对侧的身体。

人们称这种对侧控制机制为"交叉"（decussation）。在临床上，"交叉"的应用很广。如果有人同时出现头痛、视力模糊、精神错乱且身体左侧肌群无法动弹，急诊医生就会认为他患了中风，而且病灶主要位于大脑右半球。因为皮质脊髓束中控制身体左侧运动的神经元始于大脑的右半球。

运动的精细控制

至此，我们已经确定，用右手端起一杯咖啡的决定是由你大脑左半球运动皮质的神经元发出的。这些神经元通过皮质脊髓束向脊髓中的神经元发送信号，信号传递到控制右臂运动的肌肉，使其收缩，于是，你端起了咖啡。

这听上去很简单，但实际上，皮质脊髓束这条主通路的作用只是一方面：要确保你顺利地端起咖啡，不至于伸手过去却偏离目标，或者砰的一声将杯子打翻在地，大脑要做的还有许多。运动要柔和流畅，而非粗糙急促，大量的神经活动必不可少。在一个看似简单连续的运动过程中，你的大脑不断地计算和调整，它的工作效率非常高，你甚至没法意识到。

大脑中许多不同的部位参与了动作的精细控制，其中最重要的是小脑和名唤"基底神经节"的一组结构。

小脑

小脑（cerebellum）是大脑中极易辨认的结构之一。它位于大脑的后下方，外观与大脑本身有点相似，尽管体积要小得多。事实上，"cerebellum"这个词的拉丁语含义就是"小"脑。

尽管小脑在个头上不起眼，但它的神经元非常密集。事实上，该结构的体积仅占整个大脑体积的10%，其所含神经元在整个大脑中的占比却高达80%。[4]

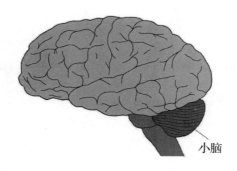

小脑

你可能会猜测，大脑中拥有如此多神经元的部位很可能具有多种功能。事实的确如此。小脑被认为对情绪、语言和各种认知过程都有作用。但在历史上，它一直和运动关联在一起。

小脑对运动的贡献多种多样，其中之一就是辅助进行即时修正。让我们回到伸手端咖啡的例子。当你伸出手臂，小脑接收到来自肌肉和关节中的受体的信息，这些信息告诉它手臂正处于空间中的什么位置（本体觉信息）。然后，小脑会对手臂（为端起咖啡）应该在哪儿和它实际在哪儿进行比较。如果它确信手臂稍微偏离了方向（这会导致手偏离目标），就会调整来自运动皮质的原始指令，让动作重回正轨。

因为小脑在不断进行这类矫正，所以端咖啡时，手臂的运动其实是由许多更小的运动组成的，而人们根本无法察觉这些更小的运动。手臂运动的轨迹会发生无数细微的偏差，然后得到纠正。这有点像一趟航班从纽约到旧金山的飞行轨迹：尽管看上去就是直来直去，但由于风、天气和其他飞机等变数，两架飞机飞同一条航线时，真实的飞行路线永远不会重叠，也永远不会直来直去。如果你仔细检查飞机的飞行路线，就会发现它经常偏离预定航线，然后被纠正回来。

小脑协调的运动矫正以毫秒为单位，每一次都只涉及微小的方向变化。因此，手臂的动作不会断续，也不显笨拙。相反，快速的调整让动作平顺、精确和协调。整个过程似乎毫不费力，尽管幕后有大量疯狂的计算。

这还只是小脑在运动控制中扮演的角色之一。该结构还有助于保持平衡，而且会对尚未做出的动作进行规划。此外，有观点认为小脑与需要回忆动作序列的学习任务（比如骑自行车）密切相关。

当你观察小脑受损的病人时，你会明显发现小脑对运动控制的重要性。小脑损伤通常是由中风引起的，其可能导致"小脑性共济失调"（cerebellar ataxia）。共济失调常指一种以运动异常为特征的疾病，小脑性共济失调会导致运动协调障碍，包括动作节奏异常、动作具有跳跃性或伴有震颤等。不同部位的损伤会导致不同的症状，从平衡能力受损到情绪和认知障碍都有涵盖。

人脑连上电脑

"脑机接口"（brain-computer interface，BCI）是神经科学领域前沿的成就之一。这项技术就是让大脑直接与计算机通信（这种通信一般要靠有线连接）。要实现这个目标，脑机接口设备要通过大脑表面或内部的电极阵列记录运动皮质的神经活动。电极会检测到激活信号，并向计算机发送相关信号，由计算机转换该信号以确定患者的意图。当患者想做出手部动作时，他的神经信号可用于控制机械手的活动。这项技术仍处于起步阶段，但未来有望帮助因各种缘故而瘫痪的病人重获新生。

尽管在一般情况下，小脑也许不是直接发出特定动作指令的区域，但通过调整运动皮质传达下来的动作计划，它对确保我们的肢体以一种协调的方式活动还是起到了至关重要的作用。不过，小脑并非承担这项工作的唯一结构。一组被称为"基底神经节"的结构对保证我们动作的平稳

和精确也发挥了重要作用。

基底神经节

在大脑两个半球的深处，一组被统称为"基底神经节"（basal ganglia）的脑区与运动（以及许多非运动相关任务）关系重大。"基底"（basal）这个词点明了这些结构的位置——大脑底部附近，但根据当代神经科学惯例，"神经节"（ganglia）这个词用在这里有些不恰当。构成神经节（单数形式为"ganglion"）的是一簇神经元，但通常特指周围神经系统（也就是除大脑和脊髓以外的神经系统）中的神经元。因此，准确地说，基底神经节中的"神经节"并非"神经节"，而是"神经核"（nuclei）。

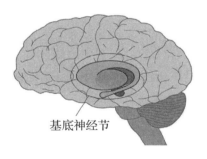

基底神经节

基底神经节由尾状核（caudate nucleus）、壳核（putamen）、苍白球（globus pallidus）、黑质（substantia nigra）和底丘脑核（subthalamic nucleus）构成。这些结构在大脑中各有其广泛的影响，但它们也相互联系，形成了一个被认为对运动至关重要的网络。

关于基底神经节究竟扮演了哪些和运动有关的角色，目前还有争议。研究人员普遍相信它有多种功能，比如能帮助个体从不止一套行动方案中做出选择，以及学习趋利避害等。当个体准备采取行动时，基底神经节中的神经元也会非常活跃，尽管此时人们对它们的确切功能仍不清楚。

然而，基底神经节最常被认为与动作的实施和/或执行相关。对这套结构的功能，一个广为流传但仍有争议的假说是：基底神经节中某些通路会促使个体做出期望中的动作，同时抑制其他不兼容的动作。让我们用"伸手去端咖啡杯"的过程来具体说明一下。

首先，考虑一下当你坐着不动、尚未伸手去端咖啡杯的时候发生了什么。虽然此时你的大脑似乎没有太多事情要做，但它一直在抑制那些你不想做的动作。换言之，你的大脑在不断施加约束，防止你的手在空中不自觉地抽搐、防止你的头突然转向一边等。上述假说认为基底神经节在此类抑制中扮演了某种角色。

不过，当你准备伸手去端咖啡杯时，对相应肌群的抑制就得被取消，否则动作就做不出来。这种抑制作用的降低可能也发生在基底神经节的激活水平上，促成了动作的有效执行。

最后，该假说认为，当你伸手出去够取咖啡杯时，基底神经节会抑制那些与动作意图相悖的肌肉收缩。例如，当你想要张开手掌抓起杯子，肯定不希望手部肌肉收缩让你握紧拳头。基底神经节会抑制这种与意图相悖的动作，让整个运动过程流畅而有效。

再次强调，以上只是一种假说。尽管基底神经节被认为对运动很重要，但我们对它的了解还十分有限。然而，它的正常功能一旦受损，对运动的整体影响就会相当明显。帕金森病（Parkinson disease）就是一个例子，它也是最典型的运动功能障碍。

帕金森病

我们在第2章谈到过阿尔茨海默病——当今世界上非常常见的神经退行性疾病。帕金森病紧随其后，影响全球约1000万人。与阿尔茨海默病一样，帕金森病常见于老年人，但也有早发的情况，比如拳击手穆罕默德·阿里（Muhammad Ali）和演员迈克尔·J.福克斯（Michael J. Fox），两个人被确诊患病时都不到45岁。

众所周知，帕金森病最大的风险因素就是年龄的增长。但在绝大多数情况下，我们并不清楚为什么有些人会得帕金森病而其他人不会。帕金森病被认为是遗传因素和环境因素共同作用的结果，但具体涉及哪些因素可能因病例而异，我们对帕金森病的发病机制的理解仍处于早期阶段。

帕金森病的许多症状其实和运动并没有直接关系，比如便秘、嗅觉异常、情绪障碍和痴呆症等。但运动相关的障碍是这种疾病最易识别的迹象。

慢动作

1996 年，拳坛传奇穆罕默德·阿里用颤抖的双手点燃了亚特兰大奥运会的主火炬，自 20 世纪 20 年代设置开幕式点火仪式以来，这一幕成为奥林匹克史上永恒的经典。彼时，阿里已经与帕金森病斗争了逾 12 年（早在 1984 年他被确诊以前，相关症状就已出现）。

阿里点燃圣火的画面令人既温暖又感伤。此前，阿里曾是世界重量级拳王。虽然他在职业生涯末期已不复当年之勇，但许多人都认为"史上最伟大的拳击手"这一称号非他莫属——即使不再青春年少，不再灵活迅猛，阿里也还是那个阿里，世界公认的拳王。

阿里于 1981 年退役，15 年后在亚特兰大登台时，他的举手投足都像慢动作。他的脸上没有表情，似乎时刻都要付出极大的努力并保持高度专注。然而，最引人注目的是，他垂在身旁的胳膊和手会抑制不住地颤动。在不少观众眼中，阿里能够相对稳定地握持住火炬几乎有些令人吃惊，因为只要他松开一只手，那只手就又会有节奏地来回摇晃起来。

亚特兰大的阿里为帕金森病的一些标志性症状提供了一个很好的例子。通常，像阿里那样的震颤是帕金森病最早出现和最为明显的症状。震颤通常始于手部或手臂，随病程发展会扩散到腿部，同时强度也会逐渐提高。有趣的是，患者休息时情况会变得更糟。换言之，当患者用患肢做一些事情时，震颤反倒会稍微减轻。然而，随着病程进一步发展，即使患者正在移动肢体，震颤的减轻也会变得几乎可以忽略。

帕金森病的另一个常见症状是运动缓慢，医学上称之为"运动迟缓"（bradykinesia）。这个词的字面意思就是"慢动作"。运动迟缓让患者所有的运动看起来都需要很大的努力，尤其是在患者想要做出动作的时候：当他们挣扎着让自己的身体动起来时，有时看上去就像被冻僵了一样。

帕金森病患者的身体之所以显得异常僵硬，是因为他们的肌张力较常人更高。你可以试着伸手够取一件物品，同时保持手臂肌肉收缩，这样你就能体会出这是一种什么样的感觉。

这些症状合在一起，让一些最简单的动作对患者来说都十分困难。而且，即使患者试图保持静止不动，他们也经常受到震颤的困扰。所有这些听起来都很糟糕，但也许这种疾病最令人沮丧的特点是，症状一旦出现，随着时间的推移，只会不断加剧。病程发展的速度因病例而异，但它总会不断发展，最终导致患者死亡。

多巴胺缺乏

帕金森病患者的大脑中会发生许多变化，但最典型的变化是基底神经节一个被称为"黑质"的结构中的神经元会大量损失。黑质（请注意，大脑中有一对而不是一个黑质）是中脑中的一组神经元（中脑是脑干的一部分，详见第 3 章），必须得在解剖脑干后才能看到，就像一道肉眼可见的黑色条纹。这种色泽源于一种被称为"神经黑素"（neuromelanin）的色素，在黑质的许多神经元中都含有这种色素。"黑质"这个名字的拉丁文含义就是"黑色物质"。

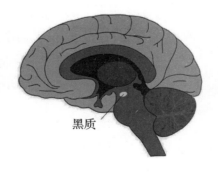

黑质

黑质中绝大多数神经元都含有神经递质多巴胺。事实上，黑质是大脑中能产生多巴胺的两个主要区域之一（另一个是腹侧被盖区，我们将在第 8 章详细讨论）。黑质中许多多巴胺能神经元（dopaminergic neuron）的轴突延伸至基底神经节的其他部位，如尾状核和壳核。据信，这些连接对基底神经神经节的运动相关功能至关重要。

然而，帕金森病患者黑质中的多巴胺能神经元会以惊人的速度死亡。当患者首次出现运动相关症状时，这部分区域约 50% 的神经元可能已经消失；[5] 当患者死亡时，黑质中的多巴胺能神经元的死亡率通常已高达 70%。[6]

目前，人们尚不清楚这些多巴胺能神经元的损失究竟是如何导致帕金森病的各种症状的。现有的假说之一是，死亡的神经元对先前讨论过的运动抑制作用至关重要，这种抑制作用能预防身体以你不希望的方式活动。如果没有这些多巴胺能神经元来减轻运动抑制作用，一个动作就将很难启动，或者需要花费大量精力才能完成。但其实这种假说只能解释帕金森病的某些症状（比如运动迟缓），因此这些多巴胺能神经元的死亡意味着什么依然有待研究。

关于是什么首先导致黑质中的多巴胺能神经元死亡，也还无法确定。有证据表明，它们的死亡与被称为"路易体"（Lewy body）的异常蛋白质沉积物的积累有关，这也是帕金森病患者的大脑另一个众所周知的特征。这些沉积物由一种叫"α-突触核蛋白"（alpha-Synuclein，aS）的蛋白质组成，它们与导致阿尔茨海默病的沉积物有些类似：都形成于神经元内部，不易被大脑中的各种酶分解，而且都与脑细胞的死亡有关。

可是，我们仍不是很了解路易体与黑质中的多巴胺能神经元的死亡间具体有何关联。因此，尽管可以描述帕金森病患者大脑中的主要损伤以及与之相关的异常特征，但关于究竟是什么导致了损伤的发生和扩散，依然没有很明确的答案。不管怎样，虽说对帕金森病的了解还很有限，我们也已经能据此制定出一些有针对性的疗法——至少能暂时改善相关症状。

左旋多巴——治疗帕金森病的"神药"？

我经常向学生们提这样一个问题：如果一种疾病的症状与低水平的多巴胺有关，那什么样的治疗方法才是最合逻辑的（假设所有的可能性都已摆在桌面上）？答案通常都是我想要的："给他们更多的多巴胺。"

这其实是可行的。多巴胺用作药物时可治疗严重的低血压，尤其是新生儿低血压。然而，构成大脑内毛细血管壁的细胞排列十分紧密，大多数物质与药物都无法穿透。当然，这道屏障（也就是"血-脑屏障"）不隔绝水和氧等必需品，也允许像葡萄糖这样的重要物质从血液进入脑实质。但对大多数毒素和细菌来说，血-脑屏障都是无法逾越的一道障碍。

但这样一来，要将药物注入大脑就更难了。我们摄入的直接作用于大脑的物质（如酒精、可卡因、抗抑郁药）都能穿越血-脑屏障。如果它们没有这个特点，就肯定对人无效，我们也不会服用它们了。但是，大脑用到的多巴胺是在脑内产生的，它们无须穿过血-脑屏障，也确实没这个能力。因此，如果你给一位帕金森病患者注射多巴胺，它只会在血液中循环，却永远无法进入大脑。

然而在20世纪60年代初，研究人员发现，服用一种名为左旋多巴（levodopa，L-DOPA）的药物可显著减轻帕金森病症状。左旋多巴是脑内多巴胺合成途径的正常产物。当一个健康的大脑要产生多巴胺时，它会对一种叫酪氨酸（tyrosine）的氨基酸进行化学修饰，形成左旋多巴，然后再对其进行修饰以合成多巴胺。

摄入咖啡因，预防帕金森病？

想预防帕金森病？养成早起一杯茶或咖啡的习惯也许就行！咖啡、茶甚至一些苏打饮料中都含有咖啡因，许多研究都表明这种物质能降低人们患帕金森病的风险，而且人们每天喝下的含咖啡因饮料越多，其预防作用就越明显。[7]个中机制尚不清楚，有人假设咖啡因对腺苷受体的作用可保护黑质中的多巴胺能神经元免受损伤。更惊人的是，吸烟也有类似的效果。[8]但由于吸烟对人体有不少危害，医生是不会建议你为预防帕金森病养成这种坏习惯的。

与多巴胺不同，左旋多巴能够跨越血-脑屏障。因此，帕金森病患者服用左旋多巴后，药物会进入大脑。至于它接下来要做些什么，我们还不确定。在神经科学课堂上，老师们常告诉学生，大脑会利用左旋多巴产生更多的多巴胺，补充因疾病而耗尽的多巴胺储备。作为左旋多巴可能的作用机制，这听上去挺合理。但人们认为，左旋多巴在大脑中的作用过程要比这更加复杂。比如说，也许它本身就能作为一种神经递质发挥作用[9]，或者转化为其他活性化合物影响多巴胺的合成代谢过程。[10]

不管怎样，对那些首次服用左旋多巴的帕金森病患者来说，这太神奇了。有些患者原先活动起来就像在做慢动作：他们浑身僵硬，而且不停地震颤，几乎无法稳坐。但在服用左旋多巴后，只需30分钟到1小时，他们就能"脱胎换骨"。看着这些患者走在大街上，你没法将他们与一种衰竭性疾病联系起来。

不过，虽说一开始效果令人惊喜，但左旋多巴并不能根治帕金森病。持续使用后，它的药效通常会越来越差，这是它的一个缺点。部分原因是，尽管左旋多巴有助于减轻帕金森病的症状，但它并不能阻止导致这些症状的神经退行性变。因此，即使患者每天坚持服用左旋多巴，脑中的神经元还是会继续死亡，导致症状逐渐恶化。这也意味着他需要服用越来越大的剂量的左旋多巴才能见效。

左旋多巴的另一个缺点是，服用剂量的增加可能导致明显的运动相关的副作用。在某种意义上，这些副作用就像是帕金森病症状的反面，包括长时间、重复性的肌肉收缩，如手、足以及身体其他部位的徐动样不自主运动，统称"多巴胺诱导的异动症"（dopamine-induced dyskinesias）。

起初，研究人员猜测既然多巴胺诱导的异动症与帕金森病症状相反，一定是由于左旋多巴的工作做得太好，产生了太多的多巴胺。然而，最新的研究表明，这种看法并不全面。有研究发现，即使患者的多巴胺水平并不太高，也可能发生多巴胺诱导的异动症。[11]

无论是什么原因，左旋多巴的治疗价值受到了副作用以及疗效下降（下降速度因人而异）的限制。针对帕金森病，我们还能选择其他一些药物，或者对患者实施侵入性的脑外科手术（如第5章讨论过的深部脑刺激），但不幸的是，目前还没有什么办法阻止疾病的基础病理学的发展：患者大脑中的多巴胺能神经元的陆续死亡是不可逆的。我们虽然可以对症下药，却无法做到釜底抽薪，就像对阿尔茨海默病的患者们那样。

当然严格地说，与阿尔茨海默病的情况不同，对帕金森病，至少在短期内，我们还是能有效减轻症状的。近年来，临床研究的进展催生了一些新的治疗方法。虽然距离了解帕金森病的基本机制还有很长的路要走，但在过去的研究中，我们改善患者生活状况的能力已经得到了巨大的提高。

第7章
视 觉

从小学到中学的过渡对许多孩子都是一种挑战，但像史蒂夫（Setve）这样反应强烈的倒也不多见。社交活动对他来说似乎很难。当老师在课下遇见他，跟他打招呼时，他似乎相当困惑不安；当他在礼堂和认识的同学擦肩而过时，他会垂下脑袋，仿佛从未见过他们。

同学们也觉得他既笨拙又古怪，并渐渐疏远了他，这让史蒂夫感到愈发孤独和沮丧。他开始产生自杀的念头，最后被送进了一家精神卫生机构。[1]

听上去，史蒂夫不过是对新的学习生活环境有些适应不良。但其实，他的问题可不只是害羞或自卑。他之所以在课下遇见老师和同学们不敢打招呼，并非由于胆小，而是因为他认不出对方。史蒂夫患有一种神经系统疾病，削弱了他识别面孔的能力。他甚至分不清自己大家庭中的两个成员，就更不用说学校里的两个同学了。

小学时，尽管有这种认知障碍，史蒂夫却出人意料地过得去。他主要与一位老师互动，通过记住她的声音和举止（也可能是通过记住她是教室里唯一的成年女性），逐渐认识了这位老师。与周围的同学一起上了几年的课以后，他也能像识别这位老师一样识别他们：除面部特征外，还专注于他们的其他特征。

但升入中学后，史蒂夫突然发现自己要学会区分6位不同的老师，身边同学的数量也骤增到了170名。当他遇见其中一位，片刻后再次遇见时，他发现自己认不出对方的面孔。正因如此，他才不敢和对方打招呼，也正因如此他才被贴上了"古怪"的标签。

史蒂夫的这种障碍被称为"面孔失认症"（prosopagnosia），也叫"脸盲症"。患有这种疾病的人能看到他人的面孔，而且看到一张面孔时，他们的大脑也通常知道眼前的是什么：它能分辨出鼻子、眼睛等部位的典型特征。但一张面孔上的这些特征并不会让它看上去与另一张面孔有什么不同。史蒂夫眼中的两张面孔大概就像我们大多数人眼中的两个肘子那样没什么区别。

像史蒂夫一样，面孔失认症患者通常会发展出识别他人的替代性方法。比如，他们可能会学着更多地关注某人的声音、步态或发型。但是，即使是那些一出生就患有面孔失认症的人（某种脑部损伤也可能导致面孔失认症），可能也需要很长的时间才能发展出这些方法。他们长到史蒂夫那么大时，对这些方法的使用可能还不熟练。不管怎样，只要身处一个有许多新面孔的新奇环境中，患者就会感到十分紧张。

　　无法确定究竟有多少人患有面孔失认症。尽管类似疾病的相关报道可追溯到 19 世纪，但直到 20 世纪中叶，人们才提出了"面孔失认症"这个术语，而对这种疾病的科学研究直到 20 世纪 70 年代才正式开始。并且，即使到了今天，关于如何诊断这种疾病仍有争议。一些研究发现，每 50 个人中就有 1 个人可能患有此病，[2] 而另一些研究则认为这样的观点显然高估了该病的患病率。[3]

　　尽管我们对面孔失认症的基础机制还知之甚少，但当我们试图理解视觉过程时，面孔失认症还是提供了许多有用的信息。像面孔失认症这样的疾病让我们意识到，视觉过程涉及诸多子成分，所有这些子成分必须紧密结合在一起，才能产生我们的日常视知觉经验。从这台复杂的机器上拆下哪怕一个齿轮，都会影响视觉，还可能完全扰乱一个人的生活。

双眼

任何关于视觉系统运作逻辑的讨论都要从双眼开始，

特别是"视网膜"（retina），这个结构位于眼球内层后部，是视知觉真正的起点。稍后我们要进一步展开，但这里先要谈谈眼睛的外层结构，它们都有一个共同的"设计目标"：将光线聚焦到视网膜上。

光线要进入眼球中，首先要穿过一个开口，也就是"瞳孔"（pupil）。瞳孔周围的一圈结构叫"虹膜"（iris），虹膜中的肌肉通过收缩与松弛控制着瞳孔的大小（并由此调节进入眼部的光量）。虹膜内含色素，决定了我们的双眼的颜色。

瞳孔和虹膜在人眼中最为明显，人们对它们的痴迷程度也最深。其实自古以来，眼睛在许多文化背景中都是一个特殊的符号。这可能有解剖学上的原因，因为我们的眼睛似乎特别适合吸引注意力。首先，它们相对于我们的体型来说相当大（与动物王国中的其他成员相比），这让它们更容易引起人们的兴趣。此外，包括黑猩猩和猴子等灵长目动物在内的许多其他动物的"眼白"，即围绕虹膜的"巩膜"（sclera）都是不外露的。这种白色的背景使人类虹膜的颜色显得更加生动和清晰，或许正因如此，人眼才显得这样迷人。

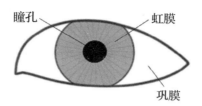

瞳孔　　　虹膜

巩膜

　　有研究者猜测，如此动人的双眼和我们对双眼的迷恋有其演化上的意义：要获得学习与合作的能力，我们就得能知道他人正看向哪里。[4]明确他人的注视对象将有助于我们将注意力投向同一对象——在人们能用语言交流以前，这是一种至关重要的线索。

　　当然在生理学上，颜色各异的虹膜的最主要的功能就是控制瞳孔的大小，从而控制进入眼部的光量。光线会通过瞳孔正后方的"晶状体"（lens）聚焦到眼球后部。晶状体的聚焦作用将确保大部分光线落到视网膜上"分辨率"最高的部分。

神奇的细胞层

　　想想大脑需要完成些什么任务才能让你看见东西。首先，它得能够处理大量的信息（有研究表明，视网膜每秒向大脑发送约 10000000 比特的信息，这一速度与以太网连接相当）。[5]但为了处理这些数据，大脑必须将其从光子（基本光粒子）转换为自己可以理解的信号，如动作电位和神

165

经递质。然后，这些电信号和化学信号必须激活大脑的各个区域，以创造一个有意义的视觉场景。这一切都必须发生得足够快，如此才能让我们拥有如此天衣无缝的视觉体验。

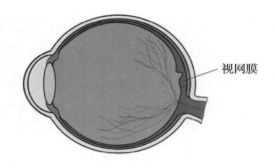

视网膜

视觉场景的构建是复杂的，涉及大脑许多不同的区域（本章随后将展开讨论）。然而，光子就是在视网膜上转化为大脑可理解的信号的，这一过程非常了不起，因为视网膜只是眼底薄薄的一层细胞（厚度大约只相当于剃须刀刀片的厚度）。信号转换的关键步骤就发生在视网膜中一组被称为"感光细胞"（photoreceptor cells）的神经元中。

感光细胞是一种独特的神经元，可以检测到光。它们中含有一种叫"视黄醛"（retinal）的吸光分子，视黄醛分子与光子碰撞时会改变形状，从而启动细胞内的生化反应并产生信号，将视觉信息从感光细胞传递到视网膜中的其他细胞（并最终"上传"至大脑）。

眼睛里有两种感光细胞：视杆细胞（rod cell）和视锥细胞（cone cell）。我相信你在高中生物课上就学过这些。也许你还记得，视锥细胞负责色觉，视杆细胞负责黑白视觉。视杆细胞只需昏暗的光线就能工作，其响应水平在相当于月光照明条件下达到最高，即使光照继续增强，它们也不会发出更多的信号。

相比之下，视锥细胞能适应更强的光照，并持续"上传"其吸收的光子所含的信息。因此在白天，我们只使用视锥细胞传递信号。此外，视锥细胞中的视黄醛与几种不同的色素分子，即视蛋白（opsins）结合后能吸收不同波长的光，构成了色觉的基础。而视杆细胞中的视黄醛只能与一种视蛋白分子结合，因此它们无法传递关于颜色变化的信息。

我们有三种不同类型的视锥细胞，它们对特定波段的光，即短波、中波与长波（分别大致对应于蓝光、绿光和红光）最为敏感。这些视锥细胞的活动模式会由视觉系统的其他部分转译，以帮助我们区分颜色。

色盲：传说与真相

视锥细胞感知颜色的功能一旦受损，就会导致一种广为人知的视觉缺陷——色盲（color blindness）。男性色盲患者比较常见（约8%的男性患有某种形式的色盲），而女性患者则要少得多（只占女性人口的0.5%）。[6]导致这种性别差异的原因是，最常见的几类色盲与对红光或绿光敏感的视锥细胞异常有关，而编码这些视锥细胞中的色素的基因恰好位于X染色体上。

再回想一下高中生物课，你可能还记得男性只有一条X染色体，女性则有两条。因此，如果女性的某一条X染色体上存在有害突变，只要另一条X染色体上的等位基因是健康的，前者就不会表现出性状。然而，只要男性的X染色体上存在有害突变，就更有可能导致缺陷（如某种程度的色盲）。

但是，完全意义上的色盲是非常罕见的。事实上，"色盲"这个名字起得不太准确，"色觉缺陷"（color deficiency）要更合适些。大多数类型的色盲都涉及某几种颜色的感知障碍，最常见的色盲被称为"红绿色盲"（red-green blindness），这是对绿光敏感的视锥细胞异常造成的。在患者看来，黄色和绿色等颜色显得更红，不过这通常不会给患者造成太多困扰。

即使在整个动物王国中，完全意义上的色盲也很少见。不过，许多物种（比如浣熊、猫猴，以及几种海洋哺乳动物）只有一种视锥细胞，因此色觉很差。你可能会问，狗呢？很多人都以为狗的世界是黑白的，但这其实是一个误会。与其他大多数哺乳动物一样，狗有两种视锥细胞（人类有三种）。研究表明，狗的色觉与红绿色盲患者的色觉类似。[7]

多吃胡萝卜，眼睛更明亮？

你可能听说过多吃胡萝卜对视力有好处，也许就是你父母强迫你多吃蔬菜时说的。胡萝卜中富含一种叫 β-胡萝卜素（beta-carotene）的物质，这是人体合成维生素 A 的原料之一，而维生素 A 对视力至关重要。虽然缺乏维生素 A 会导致视力问题，但如果一个人并不缺维生素 A，多吃胡萝卜不太可能对他的视力有什么改善。况且，如果一个人确实缺乏维生素 A，那么服用维生素 A 补充剂会比大量进食胡萝卜更容易，也更有效。所以，虽然"多吃胡萝卜，眼睛更明亮"的说法有一些科学依据，但它依然只是一个民间传说。胡萝卜可能对你有好处，但不管吃多少，你读书时该戴眼镜还是得戴上。

视网膜的多变"地形"

在正常的光照水平（比如日光）下，视锥细胞不仅让我们能够区分颜色，还赋予了我们良好的视觉清晰度。事实上，当我们真的想看清楚什么东西的时候，一种本能的倾向就是转动我们的眼球，让物体反射的光落在视网膜一个叫"中央凹"（central fovea）的区域，这里的视锥细胞密度最大。

中央凹位于视网膜的中央区域，此处密集地分布着视锥细胞。事实上，中央凹的中心根本没有视杆细胞。因此，在正常的光照水平下，当视觉对象位于我们正前方而不是侧面时，它们看上去要更加清楚。

不过，视网膜也有一个区域没有视杆细胞或视锥细胞分布。感光细胞产生视觉信号后，会将这些信号发送给视网膜节细胞（retinal ganglion cells）。后者将信号从眼睛"上传"到大脑，上传的"线路"是一大束轴突，它们汇聚在一处，称为"视盘"（optic disc）。在此，轴突会经由视网膜上的一个开口，将信号传出眼球。因此，视盘上没有位置安放感光细胞，不管是视杆细胞，还是视锥细胞。

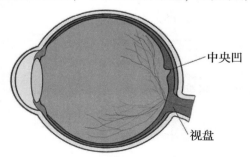

中央凹

视盘

　　由于视盘的存在，在日常活动中，我们每只眼睛都有一个直径约 1.5 毫米的小区域无法获得任何视觉信息，这样，视野中就有了一个真正的"盲点"（blind spot）。但通常你都注意不到它，因为你的大脑非常善于利用另一只眼睛捕捉到的信息来填补空缺。换句话说，你左眼的盲点会让你错过进入那只眼睛的一些视觉信息，但你的右眼能收集到这些信息，于是你的大脑会将其插入视觉场景，让你从一开始就对左眼的遗漏"视而不见"。

　　是不是有些难以置信？给你推荐一个"盲点测试"：捂住（或闭上）你的右眼，用左眼盯着下图中的数字 9，你应该能用余光看见左边的小笑脸。现在，慢慢将（左眼的）目光向右移动，逐个注视图上从大到小的几个数字，在某个时刻，你会发现小笑脸消失了！具体是什么时候消失的，这要取决于你的左眼距离书页有多远。

　　　😊　　　9 8 7 6 5 4 3 2 1

　　小笑脸会消失不见，是因为它的视觉信息直接落在左眼视网膜的盲点上了。如果当时你睁开右眼，就会立刻找不着盲点。大脑利用一只眼睛收集的信息补全另一只眼睛的遗漏，让视野看似完好无缺，这就是正常情况下我们看东西不受影响的原因。

从眼睛出发

视网膜节细胞轴突离开眼睛后，形成视神经，将视觉信息传至大脑。来自一只眼睛的视神经顺着大脑下部延伸一小段距离后，在一个被称为"视交叉"（optic chiasma）的交界处与来自另一只眼睛的视神经汇合。在这里，神经纤维混合并再次分成两支，每一支都将来自双眼的信息继续上传至大脑。同时，混合也让视野右侧的信息主要由大脑左半球处理，反之亦然。

视觉信号的下一站是丘脑，我们之前简要地讨论过。和大脑中许多其他结构一样，丘脑实际上也有一对，你想必已经不会为此感到吃惊了。丘脑位于大脑正中，靠近脑干顶端，其本身由大量（多达 50 个）较小的核团组成，不同的核团各有不同的功能。因此，用"丘脑"这个名字笼统地称呼它们其实也有些不合适。

丘脑常被描述为"守门员"或"接线员"，因为它是大多数上行传递至大脑皮质的神经纤维的中继站。事实上，几乎所有进入大脑皮质的感觉信息（嗅觉是一个明显的例外）都会先传入丘脑一个特定的核团，然后才被发送到大脑皮质专门加工它的区域。

不过，把丘脑的角色简单地类比为"接线员"，是对丘脑作用的过分简化，因为丘脑不仅传递信息，还会对传入相应核团的信息进行分析和修改，它被认为是支持记忆、情绪、感知等多种功能的关键部位。

皮质与视觉

到了 19 世纪中叶，丘脑对视觉的重要性已经相当明确。但大约在同一时期，神经科学家们开始意识到大脑皮质在其中可能也发挥了至关重要的作用。

皮质与视觉有关的提法可追溯到著名生理学家赫尔曼·布尔哈夫（Herman Boerhave）的作品。布尔哈夫生活在 17 世纪末至 18 世纪初。他曾描述过一个乞丐，头骨上部（即通常所说的头盖骨）不知由于什么原因被切除了。也许是因为想吸引人们的注意（并激起他们的同情心），他用自己的头盖骨向路人乞讨。

根据布尔哈夫的记载，如果有人施舍给他一枚硬币，乞丐就允许对方触摸自己的大脑。令人惊讶的是，真的有一些人接受了。布尔哈夫详细描述了当裸露在外的皮质被人用手指触摸时乞丐的感受。首先，他的眼前会出现数千道闪光，就像非常强烈的"眼冒金星"，当你起床太猛或撞到脑袋的时候，就能有这种体验。然而，如果对方增加触摸的力度，"眼冒金星"就会变成"两眼漆黑"。再进一步增大力道（出于明显的施虐倾向，好几个人都曾这样去做）会让乞丐失去知觉。而只要对方收手，他又会苏醒过来。[8]

这则故事中的许多细节都让人震惊（以及不安），但当时最让神经科学家们感兴趣的是按压暴露在外的大脑皮质会让乞丐"两眼漆黑"，也就是会导致失明。这也许意味着大脑皮质有一部分参与了视觉加工过程。

到了 19 世纪七八十年代，德国生理学家赫尔曼·芒克（Hermann Munk）的研究为这一假说提供了最有力的证据［尽管我应该指出，意大利解剖学家巴托洛梅奥·帕尼扎（Bartolomeo Panizza）的类似发现比芒克还要早了几十年，但他的工作大都已被遗忘］。芒克做了一系列实验，他故意破坏实验犬的部分枕叶（occipital lobe）。只损伤小块区域时，狗产生了一种奇怪的识别障碍：尽管它们还能看见眼前熟悉的人或事物，却似乎无法提取相关记忆。例如，当主人走进房间时，它们的反应十分冷淡；而就算已饥肠辘辘，它们也会忽略视野中的食物。

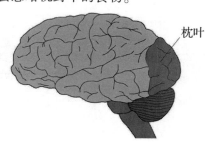

枕叶

实验犬似乎能看见环境中的事物，同时对其重要性又视而不见，芒克称这种情况为"精神性失明"（psychic blindness）。枕叶皮质受损会导致精神性失明，这意味着大脑这一区域在某些类型的视觉识别中发挥了作用。进一步切除实验犬枕叶部位更多的脑组织后，芒克发现这些实验犬完全失明了。[9]这是枕叶对视力关键作用的有力证据。

枕叶的某些区域对维持正常的视力必不可少。后续研究证实了芒克的发现，如今，人们普遍认为丘脑从眼睛接收到视觉信息后，会将大部分信息传送到枕叶的一个部位，该部位被称为"初级视皮质"（primary visual cortex）。

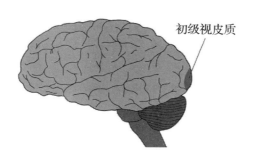

初级视皮质

各个感觉系统都有所谓的"初级"部分。这仅仅意味着系统会在该部分对其接收到的大部分感官信息实施初始加工。初级视皮质中分布着专门处理不同视觉信息（如空间方向、颜色、运动和深度）的神经元。因此，初级视皮质是视觉系统的关键部分之一。人脑中的这个区域受损会导致失明，就像芒克的实验犬一样。

当然，初级视皮质并非大脑中唯一与视觉有关的部分。除该区域及其周边外，一系列视觉区分布于整个大脑皮质各处，这些区域在处理视觉场景细节方面的作用或许各有不同。它们与初级视皮质共同帮助大脑将视觉信息转化为一幅连贯的图像。

视知觉惊人的特异性

不同视觉区对视知觉的贡献有时具有惊人的特异性。举个例子，曾有一位患者，她在科学文献中被称为 LM。1978 年，43 岁的 LM 因严重的头痛、眩晕、恶心和呕吐住进了医院。经过检查，医生在她的大脑中发现了一处血栓——血液在脑部积聚为血块，让她的脑组织受到了损害。

尽管大脑受损，但 LM 的大部分认知功能都正常。她能读写、计算，记忆大体上完好无损，尽管她回忆事物的名称确实有那么一点儿困难（回顾第 4 章，这被称为"命名性失语症"）。但 LM 抱怨说她的视觉和从前很不一样——她看不见任何运动了，这令她十分不安。[10]

这不太好想象。在她往杯子里倒咖啡时，从壶嘴里流出的液体看似完全冻上了。她也不知该何时收手，因为她看不见液面在杯中上升。与几位朋友共处一室时，LM 显得很不自在，在她眼中人们似乎总在从一处"闪现"到另一处——压根儿就没有迈开过腿。而当人们和她聊天时，他们嘴巴的开合也显得相当突兀而不自然，这让交流变得极其困难。

LM 患的是"运动失认症"（akinetopsia）。这是一种十分罕见的疾病，LM 是该病有名的病例之一。在那以后，研究人员又发现了一系列相似的病例，他们认为这种疾病可能是由被称为"颞中视区"（middle temporal visual area）的脑区受损导致的。[11]也就是说，颞中视区的脑组织专门负责加工与运动相关的视觉信息。

颞叶的"纺锤状脸部区域"（fusiform face area，FFA）是另一个被认为对视觉做出高度特异化贡献的脑区。研究人员认为该区域对面孔识别很重要，其受损将导致前面提过的"面孔失认症"。目前尚不清楚 FFA 是只负责面孔识别，还是与我们所熟悉的任意物体的感知有关（一位观鸟者在 FFA 受损后突然就认不出鸟儿了[12]），但 FFA 再次证明大脑皮质的多个区域都参与了视觉场景的创建。只有在它们的共同作用下，我们才能获得关于周围世界的可理解的画面。

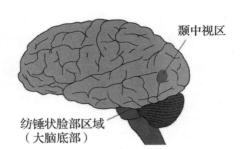

颞中视区

纺锤状脸部区域
（大脑底部）

一种不完美的重构

需要指出的是，上述各个脑区为我们创建的视觉场景并非环境的完美复制，只是取道一系列"捷径"后对现实的一种重构。

说白了，视觉加工就是指大脑尽可能快地创建周遭世界的表征，同时不浪费太多资源。但采集信息的速度和准确性不可兼得，关于环境的视觉输入总有缺失。比如说，尽管你的眼球似乎一直在眼窝中柔和地转动，但其实它们一直在以约每秒四次的频率飞快地来回"扫视"。这种"反复横跳"能让我们的注视点从一个区域迅速切换到另一区域，并确保视觉对象最重要的细节落在中央凹上，以此实现信息的快速采集。当然，扫视毕竟不同于扫描，总有些环境特征会被遗漏。然而，大脑会小心翼翼地确保你注意不到这些缺失。它利用可用的信息或最佳猜测来填补空白，让你的视觉经验"显得"完整而连贯。

有时，你的大脑还会试图借鉴过去的经验，加速对环境的分析。以下图为例。大脑加工这个图像时，会取道一条捷径。经验告诉它，被较大的物体包围的对象很有可能比被较小的物体包围的对象要小，因此它猜测左边中间的圆要比右边中间的圆更大。但其实它们的尺寸相同（你可以自己测量一下）。大脑会使用预测功能，因为预测通常是有效的，但像这样的幻觉表明它在实践中也难免出错。

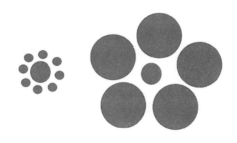

当然，这些无损于视觉的神奇，尽管它的确没有百分之百忠实地表征外部世界。视觉的复杂性是惊人的。与大多数其他动物相比，人类的视力其实相当出色（许多动物，包括老鼠、鸡和考拉，使用人类的标准衡量的话，它们与盲人的差别也不大）。[13]鉴于视力对我们来说如此重要，很难想象如果失去了它，我们还能如何知觉身外之物。

> ### 离电视太近伤眼睛？
>
> 　　我们小的时候大都被父母警告过：看电视不许离得太近（"会伤眼睛！"或"眼睛会瞎！"——取决于你父母说话有多夸张）。对我们这些把父母的警告当耳边风的人来说，幸运的是这种说法并不真实。虽然长时间看电视可能导致双眼疲劳（如果距离太近，疲劳还会加剧），但没有证据表明看电视时离得太近真会伤害眼睛。

失明

　　虽然我们经常认为失明是先天因素导致的，但大多数失明人士直到成年后才失去视力。比如说，未经妥善治疗的白内障最易导致失明，在全球范围内都是如此。患者双眼晶状体中累积的蛋白质让光线无法到达视网膜，但一般情况下，他们的视力在 60 岁前不会受到影响。在美国，失明常由糖尿病引起。糖尿病会损害向视网膜输送给养的血管，最终损伤视网膜神经细胞。当然，导致失明的原因还有很多，包括青光眼（一种破坏视神经的疾病）和中风。

　　不管在哪个年龄段，失明都很难治疗。但对医生来说，那些年纪较大的患者常常最为棘手。[14]此时，大脑已经非常依赖视觉，因此一旦失明，患者将难以习得收集周遭环境信息的其他方法，从而陷入挣扎（对那些因疾病或事故而突然失明，而非逐渐失明的患者来说更是如此）。当然，随着时间的推移，患者终归要学会某些应对策略，继续生活下去。不过这对他们的要求比对那些从一出生就失明的人高得多。

　　所谓"应对策略"，通常指的是更依赖另一种感官。盲人往往需要更多地使用触觉收集周围环境中的信息，无论这意味着学习一种基于触觉的新的语言系统，比如盲文，还是只要简单地用手触摸某物，感觉它的形状和纹理，以了解它可能是什么样子。他们也可能变得对声音更加敏感，以更高效地加工听觉输入。当然，这并不是说当一个人失明后，他的其他感官会突然变得超级敏锐，让他们能为常人所不能，比如听到窗外蜂鸟振翅的声音［这个例子来自2004 年的电影《灵魂歌王》（*Ray*），影片取材于盲人音乐家雷·查尔斯（Ray Charles）的真实故事］。是的，这种"感知增强"并不存在，它只是与失明现象有关的一个民间传说。不过盲人的确有可能发展出远胜于常人的听觉能力。

　　例如，人们一般以每秒五个音节的速度说话，而当吐字超过每秒 10 个音节，听者对语音的理解能力就开始下降。然而，有研究发现天生失明者比视力正常者更擅长应对超快语速，有人甚至能听清每秒 22 个音节的语音资料。[15]

尽管这种超凡的能力并不为盲人所独有，但它显然有助于盲人快速加工听觉信息。

一组非常特殊的能力

话说回来，盲人的"超能力"也不是空穴来风。本·安德伍德（Ben Underwood）就是一个例子。安德伍德 2 岁时被诊断患上了视网膜母细胞瘤（retinoblastoma）——一种眼内恶性肿瘤。为防癌细胞扩散，医生不得不在安德伍德 3 岁时摘除了他的双眼。

安德伍德术后醒来，突然就什么都看不见了，这让他一度十分痛苦、无所适从。他的大脑已积累了一些关于如何应对周遭环境的知识，但失明后，这些经验大都失效了，他必须找到替代策略。不知怎么回事，他用一种非凡的方法获得了成功，这完全要归功于他自己。

很快，安德伍德的家人就注意到，他在屋子里走动时，常用舌头发出"咔哒"声。安德伍德的哥哥一开始对这事儿很恼火：4 岁的弟弟总跟着自己，嘴里"咔哒"个不停。母亲对他为什么要这样做也是莫名其妙。

到了安德伍德上幼儿园的年龄，事情就很明显了：他是在用"咔哒"声"导航"。这时他已经能在街上独自行走（用不着手杖或别人搀扶），这已经很了不起了。此外，他不用触碰就能判断一辆车是轿车还是皮卡，这惊掉了所有旁观者的下巴。

母亲问他是怎么做到的，安德伍德说这些都要归功于自己发出的"咔哒"声。他说这些"咔哒"声就像一堆小弹力球，向四面八方飞去。当它们撞到什么东西，就会反弹回来。借助反弹回来的声音，他就能辨别其他物体的位置及大小。[16]

听着有些耳熟？没错，这就是所谓的"回声定位"。安德伍德的"导航"机制和蝙蝠的一样。蝙蝠会发出超声波，超声波碰到其他东西会反射回来。利用回声，蝙蝠们就能判断自己周围有什么，以及它们分别在哪里，从而在夜空中灵活地追捕猎物、规避障碍。和大多数人所认为的不同，蝙蝠并不是没有视力（其实它们的视力很好），但在光照条件不佳时（比如夜晚），这套定位系统对它们的活动就很有用了。

严格地说，人类是有能力使用回声定位的，但这项技能掌握得最熟练的通常都是些盲人。安德伍德于 2009 年因癌细胞转移不幸去世。生前，依靠回声定位，他能骑自行车、打篮球、滑旱冰，大多数正常的孩子能做到的事，他都能在没有任何辅助的情况下做到。

当然，这个例子算是比较极端的。大多数失明人士都不会像安德伍德那样深度地开发另一种感官，不论他们的失明是先天的还是后天的。只有少数人拥有这种特殊的应对策略，当然也有一些人失明后极度难以适应，他们的大脑似乎在与现实"对着干"。

"视"而不见

90 岁的蒂姆（Tim）——我们权且这么喊他——因为某种奇怪的症状被送进了急诊室：即使有什么东西就在眼前，他也很难抓住。[17] 为此，他还摔倒了好几次，家人对此忧心忡忡。

经检查，医生发现他的运动能力完好无损。他条理清晰、机警，能对口头指令做出反应。但视力似乎有些问题。

诊疗中，他很难与医生做眼神交流。问题不是他不愿意，而是他不知道该往哪儿看。他几乎认不出家人，直到对方开口说话。但他又声称自己看得很清楚。医生们感到困惑，于是请了一位神经科学家对蒂姆进行评估。

神经科学家将一支钢笔竖在蒂姆眼前，蒂姆说面前啥都没有。让蒂姆描述周围的事物，蒂姆照办了，但他的描述和房间里的陈设几无相似之处，他在瞎编。

事情很快水落石出：蒂姆什么都看不见。医生们认定失明是中风导致的。然而，他们花了整整一周的时间，才让蒂姆相信自己已成了盲人。一个人怎么会如此极端地否认自己看不见东西呢？

蒂姆患有一种非常罕见的疾病，称为"视觉缺失不知症"（visual anosognosia），也称"安东－巴宾斯基综合征"（Anton-Babinski syndrome）。"缺失不知症"就是"不知"自己"缺失"了什么。目前我们对这种疾病的成因还不太了解，但它应该与某种脑损有关。患者"缺失"的可能是记忆（比如阿尔茨海默病），也可能是运动能力（比如肌肉麻痹）。当然，视觉缺失不知症的患者"缺失"的就是视力。他们会坚称自己看得见，尽管种种迹象都表明他们其实看不见，比如当有人进入房间时，他们认不出来；又比如，他们无法阅读摆在面前的文字，甚至会在行走时撞到墙壁和家具。

你也许能想象到，患上视觉缺失不知症的人很难有效应对后天性失明——他们甚至都不觉得自己的视力有问题，当然也就没有动力去寻找什么应对策略了。幸运的是，这种疾病极为罕见，自 20 世纪 60 年代以来，仅发现了约 30 例。[18]但这些病人代表了一种极端，他们对许多人认为是最为重要的感官的丧失极难适应。

第 8 章
快 感

S 先生快 60 岁时，患上了一种叫"下肢不宁综合征"（restless leg syndrome，RLS）的疾病，为此开始服用普拉克索（pramipexole）这种药物。[1] RLS 患者的双腿会产生不同寻常的感觉，包括刺痛、麻痒、抽动、"过电一般"或"像有虫子爬过"，让他们极为不适。躺下或静坐时，症状通常最为严重，但若动一动双腿，不适感就会减轻，因此在症状出现时患者的双腿会难以克制地活动起来。每晚入睡前，他们都要徒劳地"锻炼"一番——只要全身放松，感到昏昏欲睡，腿部的不适感就会出现，他们就开始不由自主地活动双腿。这种疾病会严重地干扰睡眠，让患者痛苦不堪，有时还会导致抑郁。

虽然 RLS 的确切机制尚不清楚，但人们认为它与神经递质多巴胺有关，因为增加多巴胺活性的药物有时能缓解相关症状。普拉克索就是其中之一。

S 先生服药后，症状的确得到了一些缓解。但大约三年后，同样的症状又开始慢慢出现，医生增大了用药的剂量。就在那时，奇怪的事情发生了。

S 先生开始沉迷于博彩，买了一大堆"刮刮卡"。在那以前，他对赌博没什么兴趣。许多人都买过刮刮卡，体验过刮去灰色涂层时那种短暂的期待和兴奋，尽管最后通常什么也没赢到（或奖金至多只够再买一张）。然而，对大多数人来说，在这个过程中获得的快乐还不足以让他们将大部分时间（以及预算）都花在这些卡片上。

但这显然不适用于 S 先生。增大用药剂量六个月后，他每天要花整整 700 美元购买刮刮卡。他幸运地中了一次大奖，然后每天的花销就提高到了 1100 美元。

所有迹象都表明，S 先生的嗜赌是强迫性的。他没法克制买刮刮卡的欲望，尽管他多次努力想要戒断，但还是忍不住要买。因为他的"爱好"，整个家庭开始入不敷出，他却一直瞒着妻子。

S 先生前后共花了 12 万美元来买刮刮卡。最后，他的状态差到了极点，觉得自己完全失去了控制，无法收手。他尝试自杀，万幸没有成功，被送进了精神病院。在那里，一位医生意识到问题可能出在普拉克索上，便立即让 S 先生停药。没几天，他嗜赌的症状就消失了。

药物真有如此戏剧化的效果，竟能深刻改变一个人的行为模式，让他突然成为一个强迫性的赌徒？令人惊讶的是，S 先生并非孤例。开始服用增加多巴胺活性的药物后，许多患者的行为也出现了类似的惊人改变。他们通常都表现为强迫性赌博，还包括暴饮暴食、性瘾和吸毒。

我们用"多巴胺失调综合征"（dopamine dysregulation syndrome，DDS）这个术语来界定上述强迫行为。这些强迫行为与多巴胺水平的波动有关，常见于帕金森病患者，因为他们经常服药以促进脑内多巴胺的分泌（回顾第 6 章）。多巴胺水平与这些冲动的、无法控制的行为是如何关联起来的？目前我们对此还不清楚，但答案可能涉及多巴胺在我们的大脑体验"奖励"时扮演的角色。

不可磨灭的记忆

我还记得大约 20 年前在纽约一家餐厅吃过的一顿饭。其实，当时也没发生什么特别的事。餐厅本身环境一般，陪我吃饭的是一位好友。当时我特别饿，菜的味道又特别好。事实上，我能轻松回忆起许多细节，从餐盘上的花纹到阿尔弗雷德酱（alfredo sauce）的滋味再到意式汤团（gnocchi）的口感，一切恍如昨日。

整整 20 年后，我还能记得这些，似乎有些不太寻常。不过，对一顿特别可口的饭菜，大脑将细节记得这样清楚，也有它的道理。毕竟，让我重复获得特定经验的唯一办法是回忆细节并尝试重新创造它们。例如，在另一家餐厅点同样的菜，或者再去同一家餐厅用餐。对生活在远古时代的人类先祖们来说，这套机制可能十分重要，能引导他们在史前世界尽可能地增加愉悦、减少痛苦。

历史上，神经科学家们一直相信这套机制与大脑中专门用来创造快感的部分有关。根据这个观点，任何令人愉悦的经历（包括进食、性爱和购物）背后，同一批脑区（即所谓"快乐中枢"）都会被激活。科研人员很少使用"快乐中枢"这个术语，更常使用"奖励中枢"或"奖励系统"，这是为了强调：那些让人积极、快乐的神经过程，其实并不是只能让我们感到愉悦，还能激发我们再次获得同样经验的动机。

寻找"奖励系统"

1953 年，詹姆斯·奥尔兹（James Olds）在哈佛大学获得心理学博士学位后，开始寻找一个实验室，想更好地掌握神经科学中一些常见的实验技术。在攻读博士期间，他对动机的神经原理产生了兴趣，但缺乏在该领域开展自己的研究所需要的一些实验方法的知识。因此，他在加拿大麦吉尔大学的著名神经科学家唐纳德·赫布（Donald Hebb）

的实验室里找了一份临时的工作。在那里，他能全权探索自己感兴趣的问题。他还得到了一位名叫彼得·米尔纳（Peter Milner）的研究生的帮助，后者精通实验技术。

当时，耶鲁大学有一项研究表明，对老鼠大脑中某些区域的电刺激会让老鼠感到厌恶。换句话说，它们讨厌这样，会全力避免此事发生。奥尔兹对此很感兴趣，他反过来思考：老鼠大脑中是否有特定的区域，受到电刺激时会让它感到愉悦或有益？

为了寻找答案，奥尔兹和米尔纳将电极植入老鼠的大脑，并将老鼠放入一个四方形的大箱子里，箱子的四角分别标有 A、B、C 和 D。每当老鼠游荡到 A 角，它大脑中的特定部位就会受到电刺激。对大脑某些区域的刺激对老鼠的行为没有影响，但奥尔兹和米尔纳发现，当他们将电极埋入大脑中部一个较深的区域，老鼠就会不断地回到 A 角。

他们针对这个区域做了进一步的研究，发现老鼠也能很快学会通过按压杠杆接受电刺激。事实上，老鼠不仅会学着去做，而且沉迷于此：即使已经被饿了整整 24 小时，只要有机会，老鼠就会选择按压杠杆而不是获得食物。如果让老鼠自由活动，它们每小时能按压杠杆多达 5000 次![2]

奥尔兹意识到了这个发现的重要性。他们首次定位了大脑中（似乎可称为）"奖励系统"的部位。这一发现不仅有望解释特定经验为何可算作"奖励",而且对我们理解从"快乐"到"上瘾"的一系列精神状态颇有助益。

这是一个革命性的发现。遗憾的是,奥尔兹和米尔纳没有非常准确地描述出他们将电极安放在了何处。后来,研究人员做了大量的工作,想弄清楚需要刺激大脑的哪个(或哪些)部位才能重现奥尔兹和米尔纳曾见证的反应。最终,科学家们发现,那些受电刺激影响很大的区域,恰恰是含神经递质多巴胺的神经元较为密集的那些区域。

多巴胺与奖励

其中一个区域被称为"腹侧被盖区"(ventral tegmental area,VTA),由大量多巴胺能神经元构成,位于中脑(脑干深处)。VTA 是脑干一个很小的部分,只有将脑组织切开,并且在其他实验技术的辅助下,你才能看得见它。但想快速辨认出它,不太容易。

刺激 VTA 似乎能让动物感到愉悦,而 VTA 又由大量多巴胺能神经元构成。基于此,研究人员开始更深入地探索多巴胺与"奖励"的关系。许多证据都表明多巴胺扮演了重要角色。比如说,给老鼠或灵长目实验动物注射可卡因后,它们为了得到更多的可卡因,通常很愿意去做一些事情,如按压杠杆。但如果它们预先服用了阻断多巴胺活性

的药物，可卡因的魅力就会骤降，动物们也不会再去按压
杠杆了。[3]

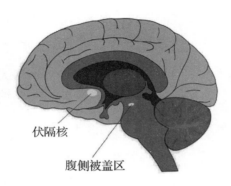

伏隔核

腹侧被盖区

此外，酒精、尼古丁、安非他明、可卡因和阿片剂等
药物，食物、水等自然奖励物，以及性行为都会导致大脑
的另一个区域，也就是伏隔核的多巴胺水平升高[4]，我们在
第 5 章曾提及这个区域。这与前述发现十分相合，因为大
量的多巴胺能神经元直接从 VTA 连到伏隔核，将多巴胺从
VTA 输送过去。正是这些神经元让伏隔核中的多巴胺水平
在个体得到奖励时提高。

这些发现让研究人员提出了"奖励系统"这个现代概
念。奖励系统的神经通路常可回溯至 VTA，并延伸到一系
列其他结构中去，但其主要部分就是连接 VTA 与伏隔核的
神经元。

尽管这一通路的发现是理解奖励机制的重要一步，但
问题仍然存在：伏隔核中的多巴胺水平的升高到底意味着

什么？换句话说，多巴胺在奖励机制中的作用是什么？

让人愉悦的神经递质

逻辑上，由于多巴胺水平的升高伴随着令人愉快的体验，许多研究人员就认为多巴胺是大脑中让我们感觉良好的物质。根据这一观点，饿汉吃东西的时候如此满意，其背后都是多巴胺在起作用。正如著名多巴胺研究者罗伊·怀斯（Roy Wise）曾经说过的那样：多巴胺参与创造了一系列经验，包括"'开心''爽翻了'和'真美味'"。[5]

多巴胺能引起快感的想法已从一个科学假说逐渐渗入公众意识。许多人开始将多巴胺称为"快乐神经递质"或"快乐分子"。它也成了围绕快感、上瘾和动机的神经科学讨论的常见主题。例如，1997年《时代》杂志刊文称，多巴胺与"愉悦和快乐"有关，而且"拥抱、亲吻、赞扬以及摸到一手好牌都能让多巴胺的水平提高"。事实上，这篇文章承认，由于能引起愉悦感，多巴胺也可以被称为"让人上瘾的罪魁祸首"。既然上瘾可以追溯到一种神经递质，也就使得这种障碍"比任何人所想象的都要简单"了。[6]

到了20世纪90年代末，有观点认为多巴胺作用的发现已经解决了快感和上瘾的问题（上瘾其实就是指对快感无法抑制的追求)。多巴胺通过奖励机制发挥作用,让我们对任何可标记为"愉悦"的经验都"感觉良好"。如果使用药物人为地提高多巴胺水平,我们可能会对这种快感太过依恋,为防其消退,甚至会做出各种强迫性的行为。

但这种解释有一个问题。它将复杂的现象(比如快感和上瘾)归于一套简单的机制,只涉及一种神经递质的作用。你或许已经意识到,神经科学通常和"简单"这个特点不搭边儿。

对多巴胺的新观点

在多巴胺作为"快乐神经递质"名声大噪的同时,开始有研究表明它的真实身份其实要更加复杂。一个实验揭示了多巴胺能引起快感这一假说存在的问题:若大幅降低老鼠等动物大脑中的多巴胺水平,它们似乎会失去许多自然动机(对几乎任何事,包括吃、喝),但似乎依然有能力"喜欢"某些事物。举个例子,假如你给缺乏多巴胺的老鼠喝一种糖水(老鼠一般抗拒不了这种味道),它们还是会表现出喜欢的迹象。[7]类似地,预先服用了多巴胺活性阻断药的人类患者仍然会报告说安非他明这种东西让他们"感觉很好"。[8]

后来，人们发现奖励系统中的多巴胺能神经元也会因令人厌恶的经验（比如轻微的电击而导致的不适）而激活，这进一步削弱了"快乐神经递质"假说。[9]如果多巴胺真是所谓的"快乐神经递质"，那么很难解释为什么它在负面经验中也会起作用。

因此，研究人员对多巴胺的看法开始改变，并提出了一些新的观点。尽管依然承认多巴胺在奖励机制中发挥了某些作用，但他们不再认为多巴胺就是产生快感的物质了。我们可以举个例子：想象一个星期五的晚上，你路过镇上一家新开的冰激凌店，发现有一种你从未见过的冰激凌出售。这种冰激凌结合了你最喜欢的几种口味（对我来说，这种冰激凌的味道应该就像是苹果派和香蕉冰激凌掺和在一起，加点儿肉桂，可能还要掺一些焦糖）。一口下去，你会觉得世间至美也莫过于此了！

这支冰激凌和许多事物存在关联，包括时间（一个星期五的晚上）、地点（镇上新开的那家冰激凌店）以及大量细节（像是店内的气味、付款时收音机里传出的音乐，甚至是你品尝冰激凌时的心情）。

一种假说是，多巴胺会帮大脑构建记忆，把"奖励"（冰激凌）和所有这些相关事物联系起来。通过将冰激凌带来的快感与这些细节联系起来，大脑正帮你找到再次体验那种快感的方法。比如说，这样一来，你就不会忘记自己是在哪儿买的冰激凌了。无论何时，只要你再次接触到与这一愉快的事件相关的线索，大脑都会提醒你冰激凌的味道有多好，从而让你产生再次购买的欲望。

还有一种假说是，多巴胺主要负责让你产生再次购买冰激凌的动机。根据这个观点，只要你开车经过那家冰激凌店，或者在星期五晚上四处溜达，又或者听到店内收音机当时播放的音乐，多巴胺都会参与创造一种动机，促使你再次回到那家冰激凌店。

再有一种流行的假说是，多巴胺涉及所谓"奖励预测误差"的学习。意思是，每当大脑遇到可能产生奖励之事时，它都会预测奖励的"价值"，也就是能让你感觉多好，以及持续多久。无论何时，只要特定事物带来的奖励比大脑最初预测的更加丰厚，多巴胺就会介导一种强烈的反应；相反，当奖励不及预期，多巴胺信号就会被抑制。多巴胺以此训练大脑了解潜在奖励的价值，确定哪些奖励最为可期和最值得寻求。根据这个假说，当你吃到那支美味的冰激凌，奖励的价值会远超大脑的预期（尽管你以前吃过冰激凌，但这支冰激凌的味道实在太棒），因此多巴胺信号让你的大脑意识到这家店的冰激凌"价值"特别高，使得你非常想要再次光顾，购买他家的冰激凌。

眼不见（或够不着），则心不烦

如果你希望大脑别再成天想着那些曾给过你强烈快感的东西（比如说某种食物），可以试着让它远离你的视线，或者至少将它放在你够不着的地方。以一个实验为例，研究人员将一碗椒盐卷饼放在被试的办公室里。有时它就搁在被试的办公桌上，有时藏在桌子的抽屉里，还有时放在约2米外的架子上（被试想吃就得站起身来，走过去取）。研究表明，如果椒盐卷饼放在被试第一眼看不见的地方（抽屉里），他们每天吃掉的量会减少34%；放在被试够不着的架子上，他们每天吃掉的量会减少30%。[10]因此，要抵御诱惑，不妨让自己更难发现或更难接触那些会产生诱惑的事物。

这些假说中的任何一个（或它们的组合）都有助于解释本章开篇介绍的S先生的症状：大脑中多巴胺活性的提高可能让他对刮刮卡带来的乐趣构建了特别鲜明的记忆，也可能激发了强烈的动机，促使他一再购买。赢下一笔钱后，强烈的多巴胺信号或许让他的大脑对这些奖励做出了极高的、脱离实际的"估值"，让他难以抑制地寻求类似的体验。

究竟哪个假说是正确的？目前，科学家们对此还没有达成明确的共识。它们可能都至少"有部分正确"——因为多巴胺在奖励体验中扮演多重角色完全合乎情理（即使还不能肯定），当然也可能都不正确——有一些科学家认为，多巴胺对奖励体验的贡献被夸大了，[11]根据这一观点，多巴胺可能只是大脑中对奖励体验非常重要的多种神经递质之一。无论如何，多数神经科学家似乎已达成了一点共识，多巴胺并不是什么"快乐神经递质"。

快感从哪儿来？

可见，多巴胺在奖励机制中的作用要比我们一开始想象的复杂。但不管在这场争论中你押宝哪一方，都没有足够有力的证据支持多巴胺本身导致了快感。所以，快感是从哪儿来的？

为了回答这个问题，一些神经科学家继续探索大脑，寻找难以捉摸的"快乐系统"，并发现了一些有趣的线索。比如，神经成像研究表明，食物、性爱、药物、音乐和艺术等令人愉悦的事物会激活一组彼此重叠的大脑结构，包括前额叶皮质、伏隔核以及杏仁核等。[12]然而这些研究只能告诉我们哪些脑区在快乐体验中更活跃，却不能说这些脑区"产生"了快感。

要更好地了解哪些脑区可能产生快感，研究人员通常必须实施更具有侵入性的实验，但这样一来，往往就没法使用人类被试了。借助对啮齿类动物进行刺激或药物注射来测试其大脑限定区域的手段，科学家们已经确定了一系列区域，它们分布在大脑各处，有时被称为"享乐热点"（hedonic hotspots）。受到刺激时，这些"享乐热点"似乎能产生或增强愉悦反应。[13]

不过深入研究这些"享乐热点"后，人们意识到，这些结构对快乐体验的作用往往要比想象的更为复杂。比如，对伏隔核的研究表明，该结构中只有约 10% 的部分与快乐体验有关，其余 90% 似乎对愉悦反应没有影响，甚至会在受到刺激时主动抑制愉悦反应。[14]

必须承认，虽然相关研究已持续多年，但要想搞清楚快感是怎么一回事，我们还有很长的路要走。科学家们依然坚持不懈，想要更好地认识快感，以及大脑是如何产生这种体验的，其中一个原因就是他们希望这种类型的研究将有助于解决一个重要的问题——上瘾（addiction）。受此问题困扰者可能要占总人口量的 9%[15] 到近半数[16]，这取决于你如何定义这个术语。

上瘾

美国国家药物滥用研究所的数据表明，2016 年，超过

2000 万名美国人因吸毒或酗酒需要治疗（实际接受了治疗的只有其中一小部分）。[17] 2010 年，一组研究人员试图估算吸毒、酗酒、暴食、赌博、上网、工作、购物和性行为成瘾者的数量，他们认为，或有近半数美国人符合上述行为成瘾标准中的一项或多项。[18]

为求简洁，这里只讨论药物，特别是毒品成瘾。但要注意，研究表明行为成瘾（如嗜赌）和其他物质成瘾（如暴食）也很常见。我们讨论的大部分内容也适用于其他类型的上瘾现象。

毒品成瘾具体表现为迷恋和强迫，即沉迷且执着于寻找和吸食毒品。到头来，这种迷恋会占据人的全部身心，他们会被欲望控制，全神贯注于思考如何获得毒品。毒瘾能毁掉一个人的生活，让他逐渐忽略正常的人际交往，不再承担工作或学业上的责任，最终无视义务，疏远亲朋，乃至放弃与吸毒无关的其他一切爱好。

毒品对身体的伤害极为严重，吸毒若不加控制，可能危及生命。但"瘾君子"们显然顾不上这些。2017 年，美国有逾 7 万人死于吸毒过量，比整个越南战争期间死亡的美国人总数还要多。[19]

毒品也是一种药品，但它何以对人产生如此强大的吸引力，以至于他们为了追求它甚至甘愿冒生命危险？研究人员和普通人过去都认为"瘾君子"们只是做出了错误的选择——他们选择过量吸毒，选择无视所有后果。但如今神经科学已就吸毒导致的一系列神经生物学变化为我们描绘了一幅更清晰的画面：大脑的这些变化会让戒毒变得异常困难——无论人们有多想。

恶性循环

关于这些变化，我们以一位名叫安（Ann）的大学生为例。安一开始是为备考神经科学课程而服用某类药物。这个例子我很熟，因为在我供职的大学里许多学生都在服用此类药物。在美国，医生们随意地开具处方，让学生们用这些治疗注意缺陷多动障碍（attention deficit/hyperkinetic disorder，缩写为 ADHD）的药物来保持清醒和警觉，全然不管他们是为了应付学习还是要彻夜狂欢。

开始时，安服用的药物对她产生了一些刺激，那是一种温和的快感。安的大脑敏锐地抓住了这种积极的体验，牢牢记住了与服药有关的行动和感受，将药、学习、服药时间（深夜）甚至是学习时喝的苏打水的味道紧密地关联在了一起。

这些关联的形成伴随着大脑物理结构的变化。比如说，构成奖励系统的神经元上的专门负责从其他神经元接收信息（也就是神经递质）的部位，也就是树突（dendrite），会延伸出新的分枝，探向周边的神经元。[20]通常认为，类似的变化让神经元有能力和附近的其他神经元建立新的和/或更强的联系。

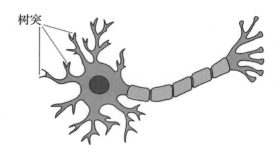

树突

神经结构的这些变化会让奖励系统更"识时务"，对关联于快感的东西（比如服药时的周围环境、药的气味和味道等）更加敏感。因此只要再次遇到这些东西，大脑中新的神经连接就会快速反应，让人产生强烈的渴望，再次寻求愉悦体验。

研究表明，有时当这些神经连接被激活时，当事人甚至都没意识到自己接触了与过去的愉悦体验有关的东西。[21]想象一下，比如甲成功戒烟后走在街上，与他擦肩而过的一位路人正吸烟，烟味弥漫开来。在甲有意识地将这股烟味与以前抽烟时的舒适体验联系起来之前的一瞬间，他大脑中的奖励区域可能已经激活了这种关联，并且已经让他开始渴望"再抽一支"了。这种对奖励相关刺激的无意识、反射性的反应会让抑制欲望难上加难。

强化"自控肌群"

要克服上瘾或戒掉坏习惯，除了靠意志，你还可以试着增强自控力。在生活的某个方面表现出来的自控力可能有助于我们增强其他方面的自控力。有研究人员认为，这就像肌肉在锻炼后会变得更强壮一样。因此，在生活的某个或某几个方面刻意练习自我控制或许有助于整体意志力的增强。举个例子，在一项研究中，戒烟前两周内以拒绝吃糖果等方式尝试过自我控制的吸烟者在接下来的 28 天内保持无烟生活的可能性是那些同期未实施过此类自我控制的吸烟者的两倍之多。[22]

回到安的例子，每次面临大考，她大脑中重组后的神经元就会激活与快感有关的记忆，后者已经和学习活动紧密地关联起来了。因此，只要她意识到需要开始复习，就会产生一种强烈的服药的欲望。事实上，她真的认为她服用的药对学习有帮助，但这样一来，她服药前就更加心安理得了，毕竟不吃药似乎就意味着她甘愿在考试中名落孙山。通过这种方式，她将服药的行为合理化了。

随着时间的推移，安服药的频次越来越高。除复习备考外，每天一早，她都要"额外充电"后才开始工作。大脑开始将服药与一大串活动及环境关联起来，对各类事件和情境不断做出反应，也在不断增强她服药的动机。她对该类药物产生了依赖，并开始服用其他药物助眠。

其他一些变化也开始发生。大脑就和身体的大多数部位一样，似乎也对"平衡"有一种天然的热爱。然而，类似安所服用的那类药物会让大脑释放更多的神经递质，过度刺激一些受体，从而打破这种平衡。作为回应，大脑会试图降低受体的激活水平，具体做法通常很直接，比如暂时"清理"掉一些受体。

在安的大脑做出了这些调整之后，安所服用的药物对她的作用就开始降低。但是，安已经在药物和良好的体验之间形成了强关联，因此她并没有停药，反而增大了剂量，希望能始终保持刚开始服药时的那种体验。

再一次，安的大脑试图抑制与奖励和快乐有关的某些区域的活动来恢复平衡。但这产生了意外的副作用：随着药效越来越弱，生活中其他的事物带给她的快感也越来越少。渐渐地，她在开始定期服药以前喜欢做的那些事（像看电影、读书、徒步旅行）似乎都变得没什么意思了，这种现象被称为"快感缺乏"（anhedonia）。那些已经将快感与某种药物联系起来的人会因此更为迫切地寻找这种药，因为任何其他东西似乎都没法取代它。

通常认为，大脑中控制冲动、指导决策的区域位于前额叶皮质。随着安陷得越来越深，她大脑中的这块区域也开始出现严重的功能减退。个中原因尚不完全清楚，但这种现象在对各种药物上瘾的人身上都有发现，并可能导致上瘾者更难抑制欲望，或者更难做出正确的决定。[23] 显然这对"瘾君子"们不是个好消息，特别是如果他们想要改过自新，不再做那些会让自己继续深陷泥淖的决定。举个例子，某人长期吸食毒品，有一天突然大彻大悟，决定与毒品一刀两断。但假如她参加了一场聚会，主办方恰好又提供毒品，由于大脑中通常负责让人下决心拒绝的部位已然受损，她可能就更难对毒品说"不"了。

最终，安开始意识到情况不妙：她的睡眠已变得如此紊乱，以至于离了她定期服用的药，她就会一直精疲力竭，甚至神思恍惚；她觉得应该继续增大剂量，但吃得越多，就越烦躁易怒；有时一次用药过量，她会喝上一杯，这样才能使她平静下来。

安想停药：她受够了，何况服药也几乎没有快感了。但每次尝试付诸实施，她都发现很难坚持下去。这部分是由于她已经非常依赖此药来弥补睡眠不足对认知造成的影响。同时，停用大脑已经习惯的药物常伴随着应激激素的分泌，让人愈发焦虑、不适。[24]

所以，在尝试停药时，安感觉很糟糕。她的大脑已将她依赖的药与一长串不同的人、不同的地方、不同的事物联系在一起，不断地引发她的渴望，试图让她相信只有再次服药，才能找回之前那些"美好的感觉"。大脑中某些部分力量强大且异常执着，牢牢抓着那些记忆不放，让她不断想要再次体验熟悉的快感，以至于有压倒理性的倾向。

对上瘾的新看法

面对"瘾君子"们，如果我们从未经历过戒毒的痛苦，可能会想："他们为什么不戒？"安的故事告诉我们，人一旦对特定药物上瘾，大脑中会有各种变化让他欲罢不能。

当然不乏这样一些例子：有的人能在上瘾后（或成瘾太深以前）做到"强制戒断"。但是对大多数人来说这都极其困难，毕竟这种时候，大脑——你达成目标必须依靠的工具——正在破坏你达成目标的努力。当你有意识地下决心（比如说）戒毒，大脑的某些部分却依然认定毒品是好东西（差不多就像你饥肠辘辘时认定面包是好东西一样）。于是你还没来得及发挥意志力，就已经被它们怂恿"再吸一次"了。

根据这个观点，上瘾不是一个简单的选择问题，而是更类似于抑郁症这样的精神疾病。然而，这种观点可能会引起争议，因为有些人可能觉得，这就意味着上瘾后个体将无法戒除，特别是在没有医疗干预的情况下。毕竟，我们通常都认为抑郁症不是仅靠坚强的意志和理性的决策就能战胜的东西，但动机和决策对克服成瘾性障碍很重要，而且许多（如果不是大多数）成瘾者也的确自己"走出来了"。[25]

但同样不能否认的是，上瘾的确涉及神经系统的生物学变化：奖励的价值被严重高估，同时产生持续性的强迫倾向和强迫行为。这些变化可能让一个人无力做出理性的决策，这就引出了我们该如何看待决策自主性的问题。

有些人会争辩说，无论如何，上瘾都与自主选择密不可分，因为一开始是当事人自己选择吸毒的（比如说），所以才会上瘾。的确如此，如果一开始就不接触某种药物，或者不卷入某些行为，当然也就不会对它们上瘾。但不良的生活方式导致的负面后果其实不止上瘾这一种。许多疾病，比如 II 型糖尿病就与患者的生活方式高度相关（迄今为止，肥胖依然是最大的风险因素）。特定的行为模式（如运动不足、饮食不健康或吸烟）也会增加癌症、心血管疾病和其他一些健康问题的风险。但我们却很少将这些疾病归咎于患者。

所以，我们有必要对上瘾这种现象重新归类。"怎么上瘾的"固然重要，但若对上瘾现象的神经机制了解得足够多，就会发现其应被视为一种障碍，而不只是误判产生的恶果。如今，科学界和医学界确实倾向于将上瘾视为一种疾病，反过来，这种观点也是我们在了解这种疾病的神经生物机制方面取得诸多进展的必要前提。然而，公众和一些行政司法机构在面对吸毒成瘾问题时，仍有过度责备当事人的倾向。

在某种意义上，"瘾君子"们是大脑设计原理的受害者。奖励系统的演化"初衷"很可能是为了确保我们继续寻找那些对维系生命至关重要的东西，比如食物和水。这本是一个巧妙的机制，毕竟，较之让这些东西"令人愉悦"，还有什么更好的方法来保证我们会去追求那些东西呢？但是，奖励系统有时也可能太过"敬业"，其将快乐最大化、将痛苦最小化的努力一旦过度，"愉悦"和"快感"就会露出自己的另一面，从而揭示出大脑中一种更为惊人，也更具破坏性的二分法。

第 9 章
痛 觉

加比·金吉拉（Gabby Gingras）出生时看上去既健康又快乐。每一对夫妇初为父母时都曾为孩子的健康而担惊受怕，但加比的父母一看到她，就将这种忧虑抛到九霄云外了，取而代之的是无尽的自豪与喜悦。

直到加比开始长牙，她的父母才意识到有些事情不太对劲。虽然大多数婴儿长牙时都喜欢啃咬东西——只要不把牙龈啃疼了就行，但加比会啃咬任何东西，从实心的塑料玩具到精装的图书。这还不算太过，真正令人担忧的是，加比开始啃咬自己的手指，直到手指被严重咬伤并流血不止。

更令人费解的是，加比似乎并不觉得这样做有什么问题。她的父母经常发现她躺在婴儿床上，将手指当作"生汉堡包"（她母亲这么形容）[1]，却依然我行我素。

旁人几乎没法阻止加比继续啃手指头。长出更多的牙齿后，她开始嚼自己的舌头，依然是把舌头嚼破了也停不下来。万般无奈之下，医生建议拔掉加比所有的乳牙，以避免她进一步自残，她的父母同意了。

这一招暂时见效，但另一个问题随之而来，并且更加严重。一天午后，周岁左右的加比小睡醒来，妈妈发现她的眼睛里似乎揉进了一团绒毛。她想把绒毛拨弄出来，却发现那根本不是什么绒毛，而是眼球上的一道伤痕。加比揉眼时严重地划伤了自己的角膜，正常的成年人要是受了这种伤会痛苦万分，根本睁不开眼。加比却没有任何疼痛的反应。

医生缝合了她的伤口，想让眼睛自然痊愈。但加比撕开了缝线，她这样做的时候好像也不怎么痛苦。不幸的是，眼球的伤势开始恶化，加比没法再用它来看东西了。医生们担心眼部的感染会危及她的生命，不得不将那只眼球摘除。

从那时起，加比白天就一直戴着隐形眼镜和安全眼镜，晚上入睡前戴上泳镜，以免自己伤到另一只眼。尽管采取了这些保护措施，如今 17 岁的加比依然是一位法律意义上的盲人。

但视力受损只是加比必须承受的痛苦之一。由于意外事故和外科手术，她失去了所有恒牙，需要切除部分下颌（下颌已经断了好几个星期，她却完全没有意识到），有过多次骨折、烧伤和其他类似经历。她的父母最终认识到，所有这些问题都源于她没有痛觉。

加比患有一种非常罕见的疾病，称为遗传性感觉和自主神经病（hereditary sensory and autonomic neuropathy，缩写为 HSAN）。HSAN 的患者没有痛觉，也无法感受极端温度，因为通常负责检验这两种刺激的感觉神经元发育异常。

加比的案例能让我们意识到痛觉有多重要。虽然我们大都认为这种体验很碍事，但疼痛无疑也传达了极其重要的信号：它让大脑知道身体承受了伤害，因此环境中可能存在危险。大脑因此就能利用这些信息摆脱困境（并开始修复损伤）。

假如我们无法侦测到这些信号，就会遇到麻烦，而且是大麻烦。与正常的孩子们相比，患有加比那种疾病的儿童早夭的概率更高，因为他们感觉不到自己受了伤，或者干脆就对危险缺乏恐惧感：如果你感觉不到疼痛，对于哪些行为有危险并需要避免当然也就缺乏概念了。大多数人都只能从亲身经历中得到教训：如果你从几级台阶上跳下来，把脚给摔疼了，你就不太可能想要爬上房顶往下跳。但痛苦的教训对加比这类患者无效，一个 14 岁的男孩就因此从房顶跳下身亡。[2]

因此，尽管痛觉名声不佳，我们还是不能没有它，否则大脑就不知道什么东西对身体构成了威胁，后果会与痛觉太过敏锐一样严重。当然，痛感始于神经元、止于神经元，这和大脑处理其他信号一样。

痛觉通路：从受体到大脑

大量微小的受体蛋白分布在你全身的表皮下面及身体的其他部位之中，它们会对一系列扰动，哪怕是微小的按压变形做出响应。这些受体在被激活时会发出信号，并经由脊髓传递至大脑。

一些受体——也就是"伤害性感受器"（nociceptor）——只对巨大的压力、组织损伤或极端温度等刺激敏感。顾名思义，如果你被割伤、烫伤或冻伤，它们就会产生痛感。

伤害性感受器被激活后，会沿神经纤维向脊髓发送电脉冲信号。信号到达脊髓后分叉至对侧并一路上传至大脑。传递痛觉信号的神经通路不止一条，统称为"前外侧系统"（anterolateral system），因其在脊髓中的位置而得名（先传至脊髓前端，后分叉至两侧）。各通路在脊髓—大脑中的"终点"不尽相同，其中最有名的一条通路是"脊髓丘脑束"（spinothalamic tract）。它始于脊髓，终于丘脑，对我们知觉疼痛发生的位置、强度和性质等发挥了关键作用。

在第 7 章中，我们谈到丘脑常被人比作"接线员"，但它的任务其实远不止于上传下达，其中的神经元也会积极参与信息加工。人们对丘脑在痛觉信号的加工中扮演的角色还不完全清楚，但有证据表明它可能与对痛觉刺激的各种反应有关，比如将注意力指向疼痛发生的部位、协调对疼痛的情绪反应，甚至提高或降低疼痛的强度。

然而，痛觉信号的加工并不由丘脑包办，它们会从丘脑传递到皮质的几个区域，而这些区域也和痛觉感知有关，其中就包括"第一躯体感觉区"（primary somatosensory area）。这是大脑皮质的一块特殊区域，专门处理包括痛觉在内的所有类型的触觉信号。

触觉与痛觉中枢

第一躯体感觉区的特定区域专门接收来自躯体特定部位的信息。换言之，构成你第一躯体感觉区的各个区域分别加工来自双手、双脚、双肩、肘部和脚踝等部位的信号。第一躯体感觉区和运动皮质都具有这种躯体分布式的布局。

特定触觉刺激的各个方面，不论会不会导致痛感，都能激活第一躯体感觉区。该区域能感受疼痛的强度，识别疼痛位于身体的哪个部位，还能辨识让你感到疼痛的刺激物的其他特征，包括质地和运动。比如说，要是你用锤子敲到了自己的手指，第一躯体感觉区对应手指的某些神经元会被激活，于是你感觉到手指被敲疼了。其他的一些神经元能让你感受到锤头冰冷的金属质地，还有些神经元会让你意识到这种疼痛是某种"快速冲击"导致的。

第一躯体感觉区

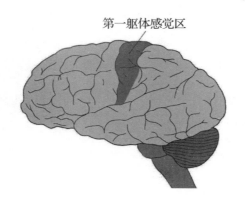

前外侧系统的神经通路也会达至皮质的其他区域，产生更复杂的痛觉反应。这些反应对基本的疼痛感是必要的，对那些慢性疼痛患者就更重要了（许多人都有因慢性疼痛问题而求医的经历，我们随后将展开探讨）。比如，扣带皮质就被认为与痛觉体验的许多方面相关，从疼痛的情绪成分到对痛感的控制和抑制。大脑中还有一个叫脑岛（insula）的部位，深埋在额叶、顶叶和颞叶皮质交界处，可能也在疼痛的情绪成分、对痛感的控制以及对疼痛的"战或逃"反应中发挥了作用。

一种叫"示痛不能"（pain asymbolia）的障碍将疼痛

的情绪成分展露得淋漓尽致，这种罕见的疾病通常就发生在脑岛受损之后。[3]患者能感觉到疼痛，但并不介意。如果用针刺他们的手指，他们可能会微笑着说"感觉很疼"，但不会像大多数人那样本能地将手缩回去。他们有痛觉，但痛觉对他们没有意义。他们的大脑不再认为疼痛意味着危险或应该引起恐惧。

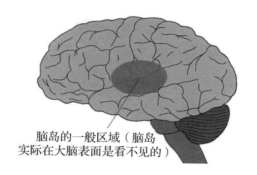

脑岛的一般区域（脑岛实际在大脑表面是看不见的）

因此，疼痛不单纯是打针时皮下受体产生的感觉，还伴随着一系列认知与情绪的变化。当一枚针头扎进皮肤，你的大脑会立即意识到这种感觉令人不快，同时，它也会让你的心率加快，并产生恐惧、焦虑或愤怒等情绪。剥离掉这些额外的成分，其实疼痛对我们影响不大。但有了它们，疼痛就能完全支配我们的状态与想法。

幸运的是，在你感到疼痛时，神经系统可不会袖手旁观。它提供了一系列抑制机制，让疼痛不至于剧烈难当。

受伤后，揉一揉

想象你从椅子上站起身来，胳膊肘重重地撞在书桌的一角，钻心地疼。几句咒骂之后，你的第一个身体反应是什么？大多数人会按住肘部，施加一些压力，并且揉一揉。但你可曾想过我们为什么要这样做？受伤后揉一揉真能让我们感觉更好些吗？

答案是肯定的，这样做确实有用。回顾一下痛觉通路：皮下伤害性感受器会将痛觉信息经神经纤维传至脊髓。事实上，这类通路也会从非伤害性受体接收信息，因此那些不会产生疼痛的触碰，比如你对伤处的揉捏，也能激活脊髓中的神经元。

令人疑惑的疼痛——来自心脏病突发

尽管我们对疼痛非常敏锐，但大脑并不总能精确定位疼痛的来源，特别是当疼痛源于体内，而非体表的损伤时。心脏病突发时的疼痛就是一个很好的例子。这种疼痛常发生在胸部，但也可能涉及左臂，甚至是下巴、脖子和背部。其影响如此广泛的原因尚不清楚，但已经有人提出了一些假设。其中之一就是：发端自胸腔中脏器的感觉神经信号与来自左臂等区域的感觉

神经信号传入脊髓的同一部分。由于这种输入的趋同，大脑可能无法识别疼痛来自何处，因此将其归因于心脏附近区域而非心脏的损伤。

当非伤害性受体产生大量信号时，痛觉受体的信息上传似乎就会受到干扰。有人甚至认为特殊的感觉输入会扮演"痛觉闸门"的角色：有规律的非伤害性触碰会将"痛觉闸门"关闭，让疼痛信息无法进入大脑。

基于上述见解，人们设计了"经皮神经电刺激疗法"（transcutaneous electrical nerve stimulation，缩写为 TENS），可用于几乎所有类型的疼痛（有时有效，有时无效）。在使用这种疗法时，人们将一种小型装置附在患者的皮肤上，并对疼痛区域的神经给以轻微的电刺激，其原理就相当于"受伤后揉一揉"，通过激活非伤害性受体，干扰伤害性感受器的信号上传。这一套操作关闭了"痛觉闸门"，阻止了疼痛信息进入大脑。

通过关闭"痛觉闸门"来阻止疼痛信息上传至中枢神经系统的想法既有其概念意义，又不乏实践价值。但并非所有情况下的痛觉抑制都要从受体开始，来自神经系统高层的指令也能关闭"痛觉闸门"。

高层机制

第二次世界大战期间，亨利·K. 毕阙（Henry K. Beecher）是一名战场外科医生，当时他做的一些观察最终改变了人们对痛觉的看法。毕阙注意到，许多伤兵被抬进战地医院时，并没有痛苦万分，尽管他们中有些其实伤得很重。大多数人都不会主动讨要止痛药，不少人甚至可以说"状态很好"。

然而，毕阙于战前在麻省总医院治疗过的普通病人却大不相同。在接受手术的时候，他们情绪更加低落，对疼痛抱怨得更厉害，而且更倾向于服用止痛药。

毕阙分别从战地医院和麻省总医院收集了一些数据，想检验自己的看法是否准确。他的观察很靠谱，比起伤兵们，普通病人始终认为自己承受的痛苦更为剧烈，他们中有88%希望接受麻醉，而在伤兵中这一比例只有32%。[4]

当然，毕阙也想到，两类病人是在两种迥异的情况下进入医院的。伤兵刚刚撤离前线，血腥的战场带给了他们常人难以想象的紧张与创伤，相比之下，医院是一个安全的避风港。尽管伤势严重，行将与家人团聚的事实却是一种极大的宽慰，因此他们精神放松、情绪乐观也是有道理的。

　　普通病人则不然。手术治疗本身已经很痛苦了，他们还要承担许多额外的压力，包括从医院开出的账单到因病耽搁的工作，而且他们看不到从中解脱的希望。

　　这些都让毕阙意识到，痛觉不只是一种生理信号，也受心理因素的影响。事实上，痛觉受心理因素的影响还相当大，压力会让痛苦加剧，乐观情绪则有助于缓解疼痛。

　　在战地医院期间，毕阙还关注到了另一种与疼痛有关的异常现象。有时，供伤兵使用的强效止痛药，如吗啡等供应紧缺。但毕阙并没有将困难公开，相反他会为伤势严重的士兵注射生理盐水，同时谎称给他们开的是强效止痛药。

　　毕阙惊讶地发现，为伤员们注射生理盐水后，他们的痛苦好像也会减轻，就像为他们注射吗啡后一样，似乎只要他们"预期"疼痛会减轻，生理盐水就真能发挥某种缓解作用。这就是如今已广为人知的"安慰剂效应"（placebo effect）：有时服用一些对身体其实没有直接影响的"药物"，也能让人感到情况有所改善。

　　毕阙由此得知，在合适的情况下，大脑必须能以某种方式抑制疼痛。现在，我们知道他是对的，而且我们已经确定了一些相关的脑区和通路。

重要的发现

自 20 世纪 60 年代以来，神经科学家们就知道，对大脑中的某些部位实施的轻微电刺激会导致痛觉的显著下降。其中一个这样的部位就是"中脑导水管周围灰质"（periaqueductal gray，缩写为 PAG）。它位于脑干，是一块很小的圆环形区域。PAG 包围着一条充满了液体的、被称为"大脑导水管"（cerebral aqueduct）的通道，这正是它得名的原因。

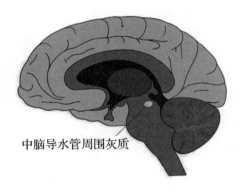

中脑导水管周围灰质

PAG 能抑制痛觉的最早的证据来自动物实验。研究人员发现，只要对老鼠的 PAG 实施刺激，就能在不使用任何麻醉剂的情况下给这些动物做手术，而且它们并没有多么剧烈的疼痛反应。[5]起初，人们还不清楚这种痛觉抑制是如何实现的。然而在接下来的十年里，人们发现了一些细节，对相关事实有了更深入的理解。

这其中最为重要的发现，是大脑中有些受体会被罂粟提取物激活。罂粟如今是一种人尽皆知的草本植物，由其蒴果提取的汁液可加工为鸦片，后者是生产吗啡、海洛因、羟考酮等药物（统称为阿片类药物）的原料。会对阿片类药物产生反应的受体（后被称为阿片受体）通常集中在大脑的某些区域，而 PAG 就是它们典型的"聚集区"。

药物与受体的关系就好比钥匙和锁。特定药物与其对应受体结合时就能"开锁"，在细胞内引起任意数量的潜在反应。那么，大脑中的一些受体被"设计"成会被阿片类药物"解锁"意味着什么呢？

天然止痛药

最初发现这些受体的时候，研究人员就不认为它们是大自然为了让我们吸毒而设计出来的。更有可能的是，身体会产生一些物质，其结构就类似于阿片类药物，相关受体其实是与它们"适配"的。这种由身体产生的物质通常被称为内源性物质，意思是"来自内部"。

自 20 世纪 70 年代以来，研究人员已发现了好几种不同的"内源性阿片类物质"，你至少应该听说过其中的一种：β-内啡肽（简称内啡肽）。进入 21 世纪后，β-内啡肽的名头越来越响，因为有研究表明这种物质参与了多种愉悦反应。

然而，这些研究的结论下得太仓促了，媒体的跟进报道亦然。它们将内啡肽的释放与各种令人愉悦的事件，包括剧烈运动[6]、吃巧克力[7]以及抚摸宠物[8]关联了起来。如果你在搜索框中键入"内啡肽"这个词，多半会看到一堆文章，说它是"产生快乐的化学物质"，建议你提高体内的内啡肽水平。但事实上，大部分围绕内啡肽与行为的研究至多只能表明它们之间存在相关关系，我们还无法确定这种物质如何对神经系统产生影响，以及这种影响究竟程度几何。因此，内啡肽能"产生快乐"的说法其实有些夸大其词。我们是可以这样猜测，但我们对其具体的作用机制还知之甚少。

尽管如此，内啡肽和其他内源性阿片类物质似乎的确扮演了"天然止痛药"的角色。当它们与 PAG 等区域的受体结合时，会刺激 PAG 向脊髓发出信号（通过传入脑干其他部位的间接通路），抑制相关神经元传递痛觉信息。内源性阿片类物质还能与一系列其他部位的受体结合（包括直接作用于脊髓神经元），对痛觉产生抑制作用。

你也许会问，如果疼痛作为一种信号是如此的重要，那么神经系统为什么要去抑制它？实际上，除了让我们避免因为疼痛而失控外，痛觉的抑制可能是演化赋予我们的至关重要的本领，甚至称得上生死攸关。

想象你生活在远古时代，靠狩猎采集为生。有一天，你在大草原上溜达时遭到了一头狮子的袭击。你恰好随身带有武器，竭力击退了狮子，但在搏斗中，狮子也把你的腿挠伤了。这时痛觉抑制功能就能派上用场：尽管伤势很重，但你在拼尽全力试图自救时至少可以暂时忽略腿上的疼痛。在面对如此巨大的压力时，大脑特别擅长抑制痛觉信号，这样我们就能专注于摆脱眼下的危险处境，然后再去操心痛苦的感觉。

酣战中的士兵或完全投入比赛的运动员有时也会这样，他们似乎感受不到疼痛，直至"战或逃"反应消退，才意识到自己中枪或早已旧伤复发。这只是一套古老的反应模式的遗迹，但正是这套反应模式，让我们的先祖而非他们那些早已灭绝的对手们留下了后代。

不过，这套痛觉抑制机制在新时代遇到了新问题："慢性疼痛"（chronic pain）已成为现代社会亟须直面的一大挑战，讽刺的是，我们应对慢性疼痛的努力导致了止痛药的滥用，造成了美国 21 世纪最严重的公共卫生危机。

慢性疼痛问题

当你敲钉子时不慎敲到了手指，或者触碰到了火上的炉子，产生的痛觉就被称为"急性疼痛"（acute pain），意思是这种痛苦基本不会持续很长时间。急性疼痛是对伤害的正常反应，如前所述，它是身体让你得知环境中存在危险的重要方式。

当疼痛的持续超过了伤口愈合所需的时长，就产生了所谓的"慢性疼痛"。虽然各家定义不同，但一般来说，疼痛持续时间在三个月以上的疼痛就会被视为慢性疼痛。令人惊讶的是，这种情况很常见，约涉及全球人口的五分之一。[9]慢性疼痛让一些人不得不寻求医疗护理，也是常见的致残因素。

与功能明确的急性疼痛相比，慢性疼痛的"用途"更难理解些。有研究表明，从演化的角度来看，慢性疼痛可能也是有益的，因为受伤后对疼痛的敏感性提升，会让人体对外部威胁更加警惕，因为它们已自觉"更容易受伤"了。[10]但不管怎样，慢性疼痛对现代人来说似乎很难谈得上有什么适应价值，毕竟已经没有什么东西日常以猎食我们为生了。

研究人员仍在努力探索疼痛是如何从急性转化成慢性的。这里似乎涉及"长时程增强"作用（因频繁激活而导致的突触连接的强化，回顾第 2 章），只不过在正常的记忆形成过程中，"长时程增强"位于海马体，而导致慢性疼痛的"长时程增强"则发生在脊髓中负责向大脑发送痛觉信息的突触结构上。

突触结构的这种变化被神经科学家们称为"敏化"（sensitized），也就是说，它们会更容易对轻微的刺激做出反应。如此，与这些突触结构相连的身体区域就会上传过量的信号，让你的大脑感受到疼痛，而同样的身体状态此前可能只会让你略微有些不适。

虽然我们对"敏化"的细节已经非常了解，但慢性疼痛似乎还涉及其他的因素。例如，大脑常用的痛觉抑制机制对慢性疼痛似乎不太见效，同时脑岛和扣带皮质等区域也会产生结构上的变化，这些都可能导致我们对疼痛的情绪反应加剧。

疼痛的治疗：一柄双刃剑

疼痛是一种如此复杂的反应，包括身体因素和情绪感受因素，这使每个人对疼痛的体验都各不相同。一些人饱受身体反应的困扰，另一些人则更容易"心态爆炸"。当然，疼痛各个方面影响几何也取决于损伤的类型。总而言之，这种复杂性使疼痛的治疗异常困难。

虽然即时可用的疼痛治疗方法不少，但我们倾向于优先考虑常被认为是最为有效的方法：吃药。止痛药常指非甾体抗炎药（non steroidal anti-inflammatory drugs，缩写为 NSAIDs），通过抑制某些酶的活性来抑制疼痛、减轻炎症，而这些酶会让身体对损伤做出特定类型的反应。阿司匹林和布洛芬等非甾体抗炎药并非没有副作用，但只要不长期服用，通常都是安全的。然而，它们也只对轻度至中度疼痛管用，对剧烈的疼痛则往往效果不佳。

针对重度损伤导致的剧烈疼痛，医生会更倾向于让患者使用阿片类药物。其中一些天然就存在于鸦片之中，如吗啡和可待因（codeine）；其他一些是以某种方式修饰天然阿片类药物后得到的，如羟考酮（oxycodone）和氢可酮（hydrocodone）；还有一些则完全可以人工合成，无须使用任何天然材料，如芬太尼。

尽管药效各异，但所有阿片类药物的起效机制都很相似。服用后，药物的成分会与我们体内的阿片受体（其原本针对内源性阿片类物质）相结合，以几种不同的方式抑制疼痛。

例如，通过作用于脊髓中的阿片受体，阿片类药物能对疼痛信号实现"釜底抽薪"；而通过作用于 PAG 等区域的受体，它们也能激活前述痛觉抑制系统，让 PAG 的神经元间接地抑制脊髓上传的痛觉信号。在这两种情况下，最终到达大脑的痛觉信号都会急剧衰减，疼痛因此更加可控。

然而，由于阿片受体遍布整个神经系统，服用阿片类药物会影响各部位的神经元活动，导致除缓解疼痛外的一系列其他效应。其中一些通常被认为是积极的。例如，阿片类药物可缓解焦虑，并让人产生一种整体上的满足感。

但阿片类药物也会产生副作用。比如说，服用阿片类药物容易导致便秘，这是因为阿片受体普遍存在于肠道和肛门括约肌。更重要的是，脑干的一些区域也有阿片受体分布，帮助我们调节呼吸。因此，阿片类药物会影响呼吸的频率，大剂量服用可能产生危害（稍后我们将详细介绍）。

即使不考虑副作用，阿片类药物能有效抑制疼痛并让人感到欣快也很成问题。服药的经验如此愉快，难怪有些人难以抗拒，以至于很容易过度用药，尤其是那些易成瘾者，他们上瘾的可能性将大为增加。

针灸止痛：当真管用？

尽管向来只是一种"替代疗法"，但针灸现如今已颇受欢迎，被广泛用于治疗疼痛，即使在西方国家也是如此。针灸背后的理念是，于特定"穴位"下针将引导"气"或"生命力"的流动，恢复体内平衡状态，从而有利于健康。这当真管用吗？很抱歉，我们还不知道。医学界和学术界就此激辩已久，虽然有研究发现针灸对某些类型的疼痛有一定的疗效，但也有许多研究发现，针灸的疗效可能只是一种"安慰剂效应"。[11]不过，即便只是一帖"安慰剂"，针灸治疗在帮助人们减轻痛苦这方面也比某些药物治疗更加可取，毕竟这种疗法的副作用很小，不像服用止痛药那样多少有些风险。

即便严格遵医嘱服用，阿片类药物也有风险。我们在讨论上瘾现象时提到过，大脑倾向于让所有受体维持一个特定的激活水平。一旦某些受体的激活水平过高或过低，相关控制机制就将启动，旨在使其恢复基线激活水平。阿片受体也是如此。当这些受体由于服用阿片类药物而受到过度的刺激时，大脑就将启动控制机制，降低受体的反应水平，甚至暂时移除其中一些受体，降低神经系统对阿片类药物的敏感性。

随着受体反应水平的降低，已上瘾的使用者需要服用更大剂量的阿片类药物，如此才能产生他们已习惯并对其产生依赖的效果，这种现象称为"耐受"（tolerance）。随着剂量的提高，他们成瘾的风险又进一步增加。反之，如果突然停药，阿片受体反应水平的变化照样会让使用者产生一些反应。

想象一下，一种受体在你的整个神经系统中都有分布，它有多种功能，包括抑制疼痛。由于你一直服用大剂量的阿片类药物，这些受体并未处于"最佳状态"。尽管如此，只要你不停药，它们就会维持"超负荷"运行，以弥补功能受到的限制（"状态不佳"）。但是，如果你突然停药，一方面神经系统中阿片受体的反应状态将处于一个整体上的低水平，另一方面系统中又没有足够的药物刺激这些受体，逼迫它们提高"运行负荷"——内源性阿片受体系统的低反应状态会直接降低它们对神经系统一系列区域的影响力。

由此产生的后果在许多方面都类似于药物影响的"镜像"。成瘾后突然停药可能让人产生不安、焦虑、恶心，对疼痛高度敏感，并伴随有身体上的各种不适，如心率加快或腹泻。这被称为"阿片类戒断综合征"（opioid withdrawal）。虽然它并不致命，但却是地狱般的体验。戒断反应的严重程度与当事人先前惯常的服药剂量有关，但任何长期服用阿片类药物的人都很容易产生戒断反应，即使他们在剂量上一直谨遵医嘱。

总之，阿片类药物有令人难以置信的易成瘾性。如果你服用足够高的剂量，就会感觉超级良好，因为它们能缓解疼痛和焦虑。但若服用太多或太久，你的神经系统就会开始适应它们。然后，当你试图停药时，身体会做出剧烈反应，让你万分痛苦，以至于产生强烈的欲望，想要采取已知唯一有效的应对方法：继续服药。

容易上瘾已经很糟糕了，但阿片类药物还有一个问题，那就是一旦服用过量，还很有可能致死。阿片受体大量分布于脑干中调控呼吸的区域（希望你还记得），若某人服药剂量过高，对这些受体的刺激过度，会让呼吸频率降到一个非常危险的水平，然后呼吸停止！这种呼吸抑制是阿片类药物服用过量导致死亡的最为常见的原因。

美国在这方面的记录令人震惊。2017 年，美国逾47000 人死于阿片类药物服用过量，这个数字几乎是 1999 年的六倍。[12]换言之，美国每天都有约 130 人因此身亡，比死于枪击或车祸的人数还多。涉及的药品种类繁多，涵盖海洛因等毒品和羟考酮之类的药物[⊖]。

这一现象的背后有复杂的原因，包括制药公司的营销手段不受道德约束、医生开具处方时缺乏谨慎，以及一系列社会经济因素等。要遏制药物泛滥问题，需要采取全方面、多层次的应对和干预措施。

可见疼痛的确会产生问题，这些问题不仅是个人的，

⊖ 羟考酮在中国被列入麻醉药品管制范围。

还是社会的。但同时，我们又不能没有痛觉。疼痛是一种有用的信号，能提醒大脑关注环境中的潜在危险。因此，以完全消除疼痛为目标是不可取的，相反，我们必须学会接受它。当日新月异的神经科学研究进一步揭示疼痛背后的奥秘时，也许我们终将与这种感觉实现和谐共存。

第 10 章
注 意

场中风后，年逾花甲的迈克（Mike）捡回了一条命，尽管左胳膊再也动弹不得，但他依旧头脑清楚、思维敏捷，这让他十分庆幸。出院后，他自觉一切良好，只是对老伴儿茱莉娅（Julia）的反应有些困惑，因为妻子坚持让他回医院再检查一下。

茱莉娅的担心不是没来由的，她发现了一些异常。首先，迈克出院后吃饭只吃半盘，确切地说，他只吃右半盘。一开始，她问他这是为什么，迈克每次都含糊其辞，比如说自己不是很饿。她追问他为什么只盯着盘子的一侧吃东西，他说这只是巧合，尽管他每顿饭都这么吃。

之后，茱莉娅目睹了另一桩奇事：迈克回家后一周多没刮过脸，脸上覆了一层厚厚的胡子茬儿。最后，他决定好好清理一番。当他完事后走出浴室，茱莉娅注意到他的右半边脸刮得很干净，左半边脸却一如既往。起初她以为这是个玩笑，迈克却似乎不明白她在笑什么。她指出这一点后，他却不以为然，说刮脸这事儿"肯定没法面面俱到"。

最终，迈克在妻子的敦促下回到了医院。医生先是指着墙上的挂钟，让迈克照着画一幅简笔画，迈克照办了，但他的作品显示十二个数字都挤在表盘的一侧，左侧完全空了出来。然后，医生让迈克画一朵花，发现他笔下的花也只有一半，缺了左边的那一半。最后，医生递给迈克一张满是随机排布的短线条的纸，让迈克将所有的线条圈出来。迈克只圈出了右半张纸上的线条，就得意地将自己的"作业"交还给了医生。

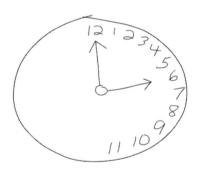

偏侧空间忽略症的患者笔下的钟表

根据迈克的表现，医生确信他患上了"偏侧空间忽略症"（hemispatial neglect）。偏侧空间忽略症有时又被称为"对侧空间忽视症"（contralateral neglect），常见于右半球顶叶受损的病人。他们脑损的诱因通常是中风，这会导致他们对视野的某一侧失去关注。

偏侧空间忽略症的患者通常无法意识到自己漏掉了"世界的一半"。有些人甚至在别人指出这一点后还要加以否认，少数人否认的功夫简直登峰造极。比如，一位患有偏侧空间忽略症的 73 岁妇女坚称她的左手不属于自己，说医生一定在她出院时把她的左手给落在病床上了。[1]

听起来是有点搞笑。但事实上，当我们的大脑面对它无法理解的事物时，以这种极端的方式来合理化的情况并不少见。这被称为"虚构"（confabulation），我们中无人可以免俗。一些疾病，比如偏侧空间忽略症，似乎就特别容易导致虚构。

偏侧空间忽略症反映了注意的严重断裂，它其实很能说明一旦大脑无法收集外部世界的部分信息，会导致什么样的后果。但注意的价值远不止于收集信息。大量信息充斥于环境之中，如果我们没有能力忽略其中一些，感知通道就会被挤爆，各种各样的刺激会像一场庙会上鼎沸的人声，将大脑彻底淹没。

因此，除收集信息外，注意还要负责将不太相关的信息"过滤"掉。可见大脑自始至终都在从事一项复杂的分类工作，而这一切通常都在你意识不到的情况下进行。只有在事情的发展超出了预期，或者一些工作需要刻意集中注意力时，我们才能意识到这些。

庙会与注意

大脑为了集中注意力，需要付出艰辛的努力。设想你在参加一个鸡尾酒会，这会儿身边一个朋友开口和你说话，而你们周围好几十个人都在热烈地叽叽喳喳。

一大堆数据涌进了你的大脑。你专注于朋友说的话、他的面部表情和肢体动作，但耳朵也没拦着四面八方传来的其他的声音，只是大脑会以某种方式将它们中的绝大部分作为"噪声"过滤掉，让你只留心朋友在说些什么。科学家将这种现象称为"鸡尾酒会效应"。

你也许觉得自己在参加鸡尾酒会的时候其实对别人的谈话非常留神。可能真是这样，但你在留意别人说些什么的时候，通常都没在跟人聊天，否则你不太能注意到自己正在聊些什么。有研究表明，我们几乎不可能同时密切关注多个对话。

通常在这样的聚会上，你会主要关注对你的大脑来说最重要的东西：与你交谈的人和他们在说的话。但这并不是说你的大脑会将周围发生的事情完全忽略掉。相反，它在对其他的对话保持一种低水平的觉知：只是略为关注，以防不慎漏掉一些似乎和自己特别相关的信息。

对你的大脑来说，你自己的名字就属于这类高度相关的信息。即使你正"屏蔽"周围的对话，耳朵依然有一种神奇的能力，只要听到那个名字，就会"支棱起来"。因此，如果旁边的人谈话时提了你一嘴，你八成会立刻注意到，即使这会儿你主要关注的依然是和你说话的朋友。

当你出于兴趣关注一场对话并参与其中时，你的这种关注就被称为"内源性注意"。先前我们探讨过内源性阿片类物质，"内源性"意味着"来自内部"。因此，内源性注意是指出于某种内在的欲望将注意力集中在某个对象上。你之所以关注它，是因为你想这样做。内源性注意有时也被称为"自上而下的关注"，因为集中注意力的倾向来自大脑欲望架构的高层，也就是你能意识到的那些愿望。

与内源性注意对应的是外源性注意。当你被环境中其他的事物自然地吸引时，其实就是外源性注意在发挥作用。你从旁人的对话中听到自己的名字，或者听到酒会上有人打碎了一只杯子，都属于这种情况。声音从哪儿传来，你就会几乎本能地将头转向哪儿。外源性注意有时被称为"自下而上的关注"，因为对这种关注你几乎没法有意识地控制。在这种情况下，并非你的高层意识在控制注意，而是注意在控制你有意识的大脑活动。

这样，我们的注意就根据"内源"与"外源"一分为二了。一种注意发挥作用时，会在某种程度上"压制"另一种。当然我们都知道，即使高度专注于眼前的任务，还是有些环境因素能让我们"分心"，只要它们足够"显眼"。

大脑中的注意

对像注意这样复杂的任务，大脑要动用很大一部分参与其中，这并不奇怪。但有些脑区发挥的作用似乎比其他区域更重要。

注意可能涉及任何感官通道（视觉、听觉、触觉等），但为简单起见，我将主要以视觉注意为例。毕竟人是视觉生物，在你过去一周里曾密切关注过的五件事中，可能至少有四件涉及视觉注意。你在智能手机上看电影、读书，甚至浏览社交媒体都离不开视觉注意。

当我们借助特定感官通道集中注意力时，负责加工相应类型信号输入的脑区自然就会被激活。因此，当你借助视觉关注某个事物时，初级视皮质的神经活动水平会相应提高，负责加工视觉刺激的其他区域亦然。以第 7 章谈到过的纺锤状脸部区域为例，当你专注地盯着一张脸看时，该区域的激活水平就会提高。[2]

然而，这只是表面现象。研究人员还发现，在注意任务中，大脑各区域构成的主要网络似乎都变得更加活跃了。

有迹象表明，不同网络的激活分别对应内源性注意和外源性注意。

比如，如果你在一项"内源性视觉注意任务"中监测大脑的活动，会发现一个神经网络高度活跃，该网络主要涉及两个脑区：一个被称为"额叶眼区"（frontal eye field），另一个则被称为"顶内沟"（intraparietal sulcus）。额叶眼区位于大脑双侧半球的额叶，有研究表明，该区域在基于内源性注意的"注视"活动中扮演重要角色[3]。比如，它对你在阅读本书时保持专注必不可少。

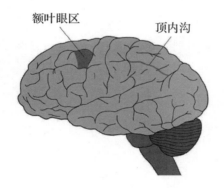

额叶眼区　　　　　顶内沟

顶内沟位于顶叶。顾名思义，"沟"是一个神经科学术语，指大脑表面的深槽，正是它们让大脑看起来皱巴巴的。当我们将注意力集中在某些我们认为特别重要的事物上时，顶内沟处的神经元就会特别活跃。[4]

虽然如此，但其实在视觉注意任务中，额叶眼区和顶内沟并不孤独。它们是对视觉注意起了引导作用，但这也是在一系列其他脑区的参与下协同完成的。

此外，研究人员还发现了另一个神经网络，主要负责外源性注意。它同样涉及顶叶和额叶间的连接，但其核心脑区不同。有趣的是，该网络的活动似乎主要集中在右半球。[5]它同样由两个主要的脑区构成：颞顶联合区（temporoparietal junction）和腹内侧前额皮质（ventral frontal cortex）。

颞顶联合区不是一个在解剖学上很好定义的区域，但通常认为这个脑区位于颞叶与顶叶的交汇处。当外部事件转移了我们的注意力，让我们的关注点发生变化时，这个脑区就会被激活，比如在酒会上有人提起我们的名字，或者我们身后有人打碎了酒杯。当你集中内源性注意力时，颞顶联合区的活动会受到抑制，大概是因为此时你不希望有外部事件无谓地干扰自己。[6]

腹内侧前额皮质的位置也不太好确定。该区域会在外源性注意进一步转移时被激活，[7]尽管对它扮演的具体角色我们还不很清楚，但这块脑区似乎对工作记忆很重要。因此，它可能涉及维持环境相关的记忆，这些记忆可用于识别意料之外的事件，而外源性注意的转移正是这种识别活动的具体表现。

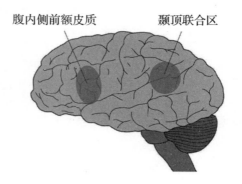

腹内侧前额皮质　　　　颞顶联合区

同样，颞顶联合区和腹内侧前额皮质也和一系列其他脑区相连，让注意得以转向意外刺激。这两个神经网络在动态运行中相互影响，其中一个的激活水平提高，另一个的就降低，反之亦然。大脑可以自如地从一个网络切换到另一个网络，因此我们的关注点才这样灵活多变。

有限的注意资源

大脑能轻易将注意力聚焦在某处，当环境中出现其他重要事物时，又能迅速转移关注，然后重新聚焦回来。这令人印象深刻。但同样众所周知的是，某些情况下，集中注意力又非常困难。我们的注意力有一个明显的短板，那就是它要消耗资源，而资源总是有限的。

研究者早就意识到了这一点。展示注意资源有限性的常用手段是让被试戴上一幅耳机，左右两侧同时播放不同的对话。通常被试只能关注某一侧播放的对话，从另一侧只能提取到一些明显的细节信息，比如说话者是男还是女。事实上，当我们用这种方法测试前述"鸡尾酒会效应"，非关注侧的对话中有人提到被试的名字时，他能做出反应的概率只有大约1/3。[8]

视觉通道的注意也有这个特点。如果让你同时观看两段视频，你可能只能专注于其一；如果让你密切关注一个视觉场景的某个方面，你可能会忽略其他看似很难忽略的特点。哈佛大学的丹尼尔·西蒙斯（Daniel Simons）和克里斯托弗·查布里斯（Christopher Chabris）就做了一个有趣的实验：他们让被试专注地观看一段视频，视频中有两队人，一队穿着白衬衫，另一队穿着黑衬衫，两队人分别在玩传球游戏。研究人员将被试分成两组，让他们分别关注"白衣队"和"黑衣队"，任务是数着队员们传球传了多少次。

当他们全神贯注地数着传球时，"意外"发生了，一个身穿大猩猩戏服的家伙从屏幕左侧溜了进来，穿过两队队员后从右侧退场。令人惊讶的是，关注"白衣队"的被试里只有42%的人注意到了"大猩猩"。[9]他们是如此专注于视频中的白衣人，以至于"大猩猩"整个儿融入了"黑衣队"的背景。

有研究者将我们的注意力比作聚光灯。根据这个类比，大脑会将注意焦点在周围环境中扫来扫去，然后停在当时对我们最为重要的事物上。不过虽说这台"聚光灯"照亮了环境的某些方面，但它不可避免地会让我们忽略其他方面（比如"大猩猩"）。我们对这些刺激甚至都没有注意到，当然也就无法从中收集信息了。

但你的大脑并没有完全忽略注意焦点以外的事，相反，它只是在潜意识水平为你过滤无关信息。如果一些至关重要的情况发生在你的注意范围之外，它依然会提醒你。这种过滤机制就好比一个"瓶颈"。环境中的信息太过丰富，处理时不可能不加甄别，所以我们只选择其中最有价值和最为重要的那些，放它们通过"瓶颈"，并将其他不太相关的信息无视掉。

因此，尽管注意是一项非凡的技能，但它也有局限性。我们无须借助实验来证明这一点，日常经验就足以说明问题了。也正因如此，我们经常试图突破这种局限，同时处理多个任务，也就更令人惊讶了。

多任务处理

智能手机和其他有助于人们同时应对多项任务的技术的发展，让"多任务处理"成为一种潮流。不少人都自诩为优秀的"多任务工作者"，以彰显自己的业务素质。许多书籍和产品都声称提供了有效的多任务处理策略。只需环顾一下人流密集的公共场所，你就会发现许多人都在同时从事好几项工作，比如边改报告边聊天边看视频。但是，尽管不少人都热衷于多任务处理，但有研究表明，绝大多数人都没法在不对单一任务效率造成重大损害的情况下做到这一点。

　　在聊细节以前，先让我澄清一点：所谓的"多任务处理"，通常是指"在多个任务间流畅切换"。大脑几乎没法同时专注于两件事，至少大多数人都做不到。因此，当你同时处理多个任务时，你其实是在处理一个，然后切换到另一个，之后再切换回来。比如说，你"边写报告边聊天"，其实是在写两句话，聊两句，回头再写两句……你没法真的同时干这两件事。相反，你的注意力会聚焦于其中之一，然后跳开，之后又跳回来……同样，说你在"边看视频边写报告"，其实是说你看一会儿，干一会儿，再看一会儿……注意力会来回跳跃，任一时刻都专注于一项任务，此时关于另一项任务你其实得不到多少信息。

　　大量研究都表明，多任务处理会损害工作表现。这并不奇怪。那些喜欢在开车时收发信息的可怜虫给了我们太多血淋淋的教训。据估计，相比饮酒，收发信息对驾驶员关注实时路况的能力影响更大。[10]由此导致的交通事故对平均寿命造成的损失甚至要超过许多重疾。[11]

开车时玩手机很危险，对这一点人们不会有太多意见。但其他类型的多任务处理又能有什么问题？像边看视频边回邮件、边听音乐边工作不都是很常见的操作吗？

　　许多人都有诸如此类的习惯，如果你养成了这些习惯，可能会觉得它们对你的注意力没什么影响。但有研究表明，即便这些相对不显眼的背景噪声，也会影响我们行动的准确性和效率。[12-13]

不靠谱的"莫扎特效应"

　　你可能听说过"莫扎特效应"，说的是听莫扎特的音乐能让你变得更聪明。这种观念的流行让一些人爱在工作时听莫扎特的作品或其他古典音乐，也让不少父母开始给自家孩子放莫扎特的音乐作品，希望能提高他们的智商。但"莫扎特效应"的流行观点源于大众对相关研究的误解。对"莫扎特效应"的研究其实旨在表明，在完成一项任务之前，收听任何能让人感到愉悦、有趣或提高唤醒水平的材料都将提高能量水平并有助于任务表现，不论它是莫扎特的音乐还是马路上的车流声。[14]换言之，这种效应并不依赖莫扎特的音乐，也没有证据表明它对智力有什么长期影响。此外，在从事需要全神贯注的任务时，听一些令人感到愉悦、有趣或刺激的内容似乎并不能提高绩效，相反，我们更需要一个安静的环境，心无旁骛。

既然多任务处理多有害处，我们为什么还要这么做？答案很简单，我们喜欢。我们觉得听音乐让人愉快，所以当面对一项可能有点让人不爽的任务时，我们就会在背景中加一些音乐，让它更好接受。当然这也没什么，只要记住，这可能会导致你工作进度更慢、准确度更低。你可以权衡利弊，自己决定：你是真的需要有些背景噪声，还是更加重视手头的工作本身。

超级工作者

也许读毕上一节后你已经开始反省，检查自己的所作所为，并考虑改掉几个坏习惯。因此，我几乎有些不愿意开始下面这个话题，因为不少"多任务工作者"无疑会立即将自己代入我们即将讨论的范畴中去。

2010 年，在多任务处理成为研究热门后不久，一个新的术语诞生了。美国犹他大学的两位科研人员杰森·沃森（Jason Watson）和戴维·斯特雷耶（David Strayer）在一份报告中指出，有人或许能胜任多任务处理而不受干扰。他们称这种人为"超级工作者"（supertaskers）。[15]

为测试这些"超人"的能耐，他们布置了一个模拟驾驶舱，让被试在里面操作，同时用音频提示他们完成一些别的任务。这些"别的任务"包括要求被试按顺序将呈现给他们的单词回忆出来。同时为了增加难度，每一对单词间都插入了数学问题。比如说，被试可能会先听到单词"cat"，然后是"3 除以 1 再减 1 是否等于 2"，再听到单词"box"。他们必须记住这些单词并判断数学问题的对错。在实验过程中，被试一直待在模拟舱里"尾随前车行驶"，前车会不时刹车，他们还得时刻注意它的刹车灯，在必要时减速。

大多数被试表现不佳。事实上，若只有模拟驾驶或单词记忆任务，人人都做得很好。但几项任务一旦结合，他们的注意资源就不够用了。在该实验中，逾97%的被试任务成绩显著下滑。

但有一小部分人（约占 2.5%）能够边"驾驶"边完成其他任务，而且表现得和只从事其中一项任务时没什么区别，甚至于有几例被试在进行多任务处理时的表现还有所提高![16]

这些"超级工作者"似乎能无视注意规则。他们的注意焦点范围要比大多数人更大，"注意瓶颈"也不像大多数人那么窄。斯特雷耶和沃森与同事们继续研究这个群体，想看看能否从他们异常的注意能力中学到些什么。

读到这里，你是否认为自己就是个"超级工作者"？好吧，有这种想法的大有人在。我们中许多人都认为自己很擅长多任务处理，惯于同时应付多项任务。但令人惊讶的是，有研究表明那些最常进行多任务处理的人，其实往往最不擅长此事。研究报告显示，自己经常同时做多项任务的人在多任务处理测试中的成绩反而较低。[17]这说明经常同时从事多项任务的人或许只是容易分心，而非擅长于此。

每 100 人中只有两个人是真正意义上的"超级工作者"。

注意缺陷多动障碍

在一般性注意障碍中，很难想象有哪一种会比"注意缺陷多动障碍"（attention deficit hyperactivity disorder，缩写为 ADHD）更富有争议了。它就是我们平常所说的"多动症"。ADHD 的症状包括注意力不集中及过分好动等。有些患者只有一种症状，比如只是注意力不集中，虽然并不"过分好动"，但他也会被诊断为多动症。

提高专注力小贴士

你是否渴望以一种自然的方式提高专注力？冥想和锻炼也许是两个好主意。有研究表明，持续两周的正念冥想有助于改善认知控制，增强注意力。[18]考虑到这种练习需要你刻意避免被那些纷乱的念头带偏，这也

> 说得过去。类似地，人们发现，像快步走这类轻松的体育锻炼可以在运动后的一段短时间里提高认知能力。[19]如果你午后或下午容易走神，试试其中一种办法，没准儿会有帮助。

有观点认为 ADHD 就像一口大缸，什么问题都能往里头装。这种批评当然是有道理的。比如，对儿童（最常被诊断为患有 ADHD 的群体）的诊断往往依赖对儿童行为的二手报告，比如来自父母的信息。这对诊断意见的准确性和可靠性当然是不利的。

还有些人甚至认为 ADHD 根本算不得一种真正的"障碍"，所谓的"多动症"只反映了特定社会规范和主流文化的偏见。这就有些过了。ADHD 是一种特殊的精神障碍，对此医学界已有普遍共识。

关于应该使用哪些药物治疗 ADHD 的争论则更加激烈。这方面最常见的选项包括安非他明类药品或盐酸哌甲酯（如利他林）。它们都属于兴奋剂。20 世纪 90 年代，一些医生随意地给儿童开这些药，随着被诊断为患有 ADHD 的儿童数量与日俱增（意味着服药的患儿数量也在增加），相关争论也日趋激烈。在美国，大约每 10 名儿童中就有 1 名被诊断为患有 ADHD，每 20 名儿童中就有 1 名正在服用相关药品。[20]

ADHD 与大脑

大脑中的哪些变化引发了 ADHD？目前人们对此还不太清楚。科学家们发现 ADHD 患者和正常人的大脑在结构上有诸多不同，但还不知道它们与相关症状有什么关系。相反，一些人提出 ADHD 可能与大脑的化学环境相关，他们特别关注两种神经递质：多巴胺和去甲肾上腺素。

这些假说源于该病甚至还没有被称为 ADHD 的时代。当时（20 世纪 70 年代初），该病还被称为"轻微脑功能失调"（minimal brain dysfunction）——听着很怪，因为一开始相关症状还被认为是由轻微的脑损引发的。尽管研究人员对 ADHD 的了解还很有限，但他们意识到像安非他明之类的药物能改善症状，而安非他明对大脑的作用机制又是已知的，它会导致突触结构中的多巴胺和去甲肾上腺素水平提高（血清素水平也会提高，但幅度没那么大）。同样，另一种常用于治疗 ADHD 的药物盐酸哌甲酯的主要原理，也是提高多巴胺和去甲肾上腺素的水平。

因此研究人员假设，如果一种提高多巴胺和去甲肾上腺素水平的药物能有效缓解症状，这些症状就很可能是因多巴胺和去甲肾上腺素水平过低导致的。随着人们对 ADHD 病因的研究不断深入，他们发现了支持这一假设的实验证据，并开始对这些神经递质可能的作用机制做出更完整的解释。其中，数多巴胺受到的关注最多。

大致的想法是：适度的多巴胺水平是维持正常的注意所必需的。多巴胺水平过低，大脑就很难以一种合理的方式分配注意力，导致一些刺激即使并不相关，也会被关注，即分心。当环境中刺激不足，人可能会变得过度活跃，以此做出补偿。该假说有时也被称为"低觉醒假说"。

低觉醒假说的各种版本对 ADHD 研究产生了相当大的影响。但正如我们在第 5 章讨论抑郁症时看到的那样，过度关注某种神经递质的水平，也许无法充分解释特定精神障碍的各种复杂性。

ADHD、多巴胺和故事的后续

随着对多巴胺与 ADHD 的研究继续深入，故事也如预期的那样跑偏了。一些研究发现 ADHD 与大脑某些部位多巴胺水平的降低有关，但并非所有研究都证实多巴胺的活性会造成显著的影响，一些研究甚至发现 ADHD 患者大脑中的多巴胺活性提高了！[21]

既如此，多巴胺功能异常是否真是 ADHD 的主要诱因的确有些不好说。无论如何，确有证据支持多巴胺对维持注意的作用，服用兴奋剂对提高专注度也的确有效。事实上，2013 年的一项研究发现，难以集中注意力的人的大脑某些区域的多巴胺水平较低，服用盐酸哌甲酯后，这些区域的多巴胺水平提高了，相应地，其注意力也得到了恢复。[22]然而有趣的是，该研究还发现 ADHD 患者与健康人在多巴胺功能上不存在显著差异。因此，尽管这项研究支持多巴胺对注意的作用，但也表明 ADHD 或许并非因（缺乏）这种神经递质而导致的。

相关研究还表明，服用兴奋剂虽可能有助于改善 ADHD 的某些症状，但或许无助于解决根本问题。当然，只要药物有效，这一点还能接受。但治疗 ADHD 的药物的长期效果尚无定论。有研究发现，即便服药后几个小时内患者的专注度确实有所提高，但服药几年后，他们的学习成绩或其他指标并没有明显的改善。[23]

可见 ADHD 又给我们上了一课：要避免将问题过度简化（尽管这样做非常诱人）。面对整个神经系统的复杂性，只关注一种神经递质或一个大脑区域，就想解决一个复杂的问题，是难免要碰壁的。虽然 ADHD 确有可能涉及多巴胺水平的紊乱，但仅凭这一点无法解释所有的病例。要是大脑果真那么简单就好了！

注 释

前言

1. K. Goldstein, "Zur Lehre von der Motorischen Apraxie," *Journal fur Psychologie und Neurologie* 11, no. 4/5 (1908): 270 – 283.

第 1 章

1. R. Adolphs, D. Tranel, H. Damasio, and A. Damasio, "Impaired Recognition of Emotion in Facial Expressions Following Bilateral Damage to the Human Amygdala," *Nature* 372, no. 6507 (December 1994): 669 – 672.

2. J. S. Feinstein, R. Adolphs, A. Damasio, and D. Tranel, "The Human Amygdala and the Induction and Experience of Fear," *Current Biology* 21, no. 1 (January 2011): 34 – 38.

3. Ibid.

4. C. M. Schumann and D. G. Amaral, "Stereological Estimation of the Number of Neurons in the Human Amygdaloid Complex," *Journal of Comparative Neurology* 491, no. 4 (October 2005): 320 – 329.

5. D. J. Lanska, "The Klüver-Bucy Syndrome," *Frontiers of Neurology and Neuroscience* 41 (2018): 77 – 89.

6. H. Klüver, P. Bucy, "An Analysis of Certain Effects of Bilateral Temporal Lobectomy in the Rhesus Monkey, with Special Reference to 'Psychic Blindness,'" *The Journal of Psychology* 5, no. 1 (January 1938): 33 – 54.

7. 尽管克吕弗和布西的实验广为人知，却并非人们首次发现切除颞叶会导致类似的行为改变，早在他们之前约半个世纪就有相关研究的记录了，参见 S. Brown and E. Schäfer, "An Investigation into the Functions of the Occipital and Temporal Lobes of the Monkey's Brain," *Philosophical Transactions of the Royal Society B* 179 (1888): 303 – 327.

8. L. Weiskrantz, "Behavioral Changes Associated with Ablation of the Amygdaloid Complex in Monkeys," *Journal of Comparative and Physiological Psychology* 49, no. 4 (August 1956): 381 – 391.

9. J. E. LeDoux, P. Cicchetti, A. Xagoraris, and L. M. Romanski, "The Lateral Amygdaloid Nucleus: Sensory Interface of the Amygdala in Fear Conditioning," *Journal of Neuroscience* 10, no. 4 (April 1990): 1062 – 1069.

10. G. J. Quirk, C. Repa, and J. E. LeDoux, "Fear Conditioning Enhances Short Latency Auditory Responses of Lateral Amygdala Neurons: Parallel Recordings in the Freely Behaving Rat," *Neuron* 15, no. 5 (November 1995): 1029 – 1039.

11. K. S. LaBar, J. C. Gatenby, J. C. Gore, J. E. LeDoux, and E. A. Phelps, "Human Amygdala Activation during Conditioned Fear Acquisition and Extinction: A Mixed Trial fMRI Study," *Neuron* 20, no. 5 (May 1998): 937 – 945.

12. D. Mobbs, R. Yu, J. B. Rowe, H. Eich, O. Feldman Hall, and T. Dalgleish, "Neural Activity Associated with Monitoring the Oscillating Threat Value of a Tarantula," *Proceedings of the National Academy of Sciences of the United States of America* 107, no. 47 (November 2010): 20582 – 20586.

13. P. J. Whalen, S. L. Rauch, N. L. Etcoff, S. C. McInerney, M. B. Lee, and M. A. Jenike, "Masked Presentations of Emotional Facial Expressions Modulate Amygdala Activity without Explicit Knowledge," *Journal of Neuroscience* 18, no. 1 (January 1998): 411 – 418.

14. *Boston Legal*, "Attack of the Xenophobes." Directed by J. Terlesky. Written by D. E. Kelly and C. Turk. 20th Century Fox Television, Nov. 13, 2007.

15. *Avengers: Age of Ultron*. Film. Directed by J. Whedon. Burbank, California: Buena Vista Entertainment, 2015.

16. M. Gallagher, P. W. Graham, and P. C. Holland, "The Amygdala Central Nucleus and Appetitive Pavlovian Conditioning: Lesions Impair One Class of Conditioned Behavior," *Journal of Neuroscience* 10, no. 6 (June 1990): 1906 – 1911.

17. J. S. Feinstein, C. Buzza, R. Hurlemann, R. L. Follmer, N. S. Dahdaleh, W. H. Coryell, M. J. Welsh, D. Tranel, and J. A. Wemmie, "Fear and Panic in Humans with Bilateral Amygdala Damage," *Nature Neuroscience* 16, no. 3 (March 2013): 270 – 272.

18. B. Becker, Y. Mihov, D. Scheele, K. M. Kendrick, J. S. Feinstein, A. Matusch, M. Aydin, et al., "Fear Processing and Social Networking in the Absence of a Functional Amygdala," *Biological Psychiatry* 72, no. 1 (July 2012): 70 – 77.

19. S. A. Freedman, H. G. Hoffman, A. Garcia Palacios, P. L. Tamar Weiss, S. Avitzour, and N. Josman, "Prolonged Exposure and Virtual Reality Enhanced Imaginal Exposure for PTSD Following a Terrorist Bulldozer Attack: A Case Study," *Cyberpsychology, Behavior, and Social Networking* 13, no. 1 (February 2010): 95 – 101.

20. I. Liberzon, S. F. Taylor, R. Amdur, T. D. Jung, K. R. Chamberlain, S. Minoshima, R. A. Koeppe, and L. M. Fig, "Brain Activation in PTSD in Response to Trauma Related Stimuli," *Biological Psychiatry* 45, no. 7 (April 1999): 817 – 826.

21. L. M. Shin, C. I. Wright, P. A. Cannistraro, M. M. Wedig, K. McMullin, B. Martis, M. L. Macklin, et al., "A Functional Magnetic Resonance Imaging Study of Amygdala and Medial Prefrontal Cortex Responses to Overtly Presented Fearful Faces in Posttraumatic Stress Disorder," *Archives of General Psychiatry* 62, no. 3 (March 2005): 273 – 281.

第 2 章

1. E. S. Parker, L. Cahill, and J. L. McGaugh, "A Case of Unusual Autobi-

ographical Remembering," *Neurocase* 12, no. 1 (February 2006): 35 –49.

2. Ibid.

3. Ibid.

4. Ibid.

5. S. Dice, "Aplysia californica," University of Michigan Museum of Zoology, last modified 2014, https://animaldiversity. org/accounts/Aplysia_ californica/.

6. D. Wearing, *Forever Today: A Memoir of Love and Amnesia* (London: Doubleday, 2005).

7. M. A. Wilson and B. L. McNaughton, "Reactivation of Hippocampal Ensemble Memories during Sleep," *Science* 265, no. 5172 (July 1994): 676 –679.

8. Centers for Disease Control and Prevention, "Life Expectancy at Birth, by Race and Sex, Selected Years 1929 –98," *National Vital Statistics Reports* 50, no. 6 (August 2017): 1 –64.

9. Alzheimer's Association, "2018 Alzheimer's Disease Facts and Figures," *Alzheimer's & Dementia* 14, no. 3 (2018): 367 –429.

10. G. Chêne, A. Beiser, R. Au, S. R. Preis, P. A. Wolf, C. Dufouil, and S. Seshadri, "Gender and Incidence of Dementia in the Framingham Heart Study from Mid-Adult Life," *Alzheimer's & Dementia* 11, no. 3 (March 2015): 310 –320.

11. D. J. Simons, W. R. Boot, N. Charness, S. E. Gathercole, C. F. Chabris, D. Z. Hambrick, and E. A. Stine Morrow, "Do ' Brain Training' Programs Work?" *Psychological Science in the Public Interest* 17, no. 3 (October 2016): 103 –186.

12. H. Forstl and A. Kurz, "Clinical Features of Alzheimer's Disease," *European Archives of Psychiatry and Clinical Neuroscience* 249, no. 6 (December 1999): 288 –290.

13. P. Giannakopoulos, F. R. Herrmann, T. Bussière, C. Bouras, E. Kövari,

D. P. Perl, J. H. Morrison, G. Gold, P. R. Hof, "Tangle and Neuron Numbers, but Not Amyloid Load, Predict Cognitive Status in Alzheimer's Disease," *Neurology* 60, no. 9 (May 2003): 1495 – 500.

第 3 章

1. E. Lugaresi, R. Medori, P. Montagna, A. Baruzzi, P. Cortelli, A. Lugaresi, P. Tinuper, M. Zucconi, and P. Gambetti, "Fatal Familial Insomnia and Dysautonomia with Selective Degeneration of Thalamic Nuclei," *New England Journal of Medicine* 315, no. 16 (October 1986): 997 – 1003.

2. L. Cracco, B. S. Appleby, and P. Gambetti, "Fatal Familial Insomnia and Sporadic Fatal Insomnia," *Handbook of Clinical Neurology* 153 (2018): 271 – 299.

3. L. Xie, H. Kang, Q. Xu, M. J. Chen, Y. Liao, M. Thiyagarajan, J. O'Donnell, et al., "Sleep Drives Metabolite Clearance from the Adult Brain," *Science* 342, no. 6156 (October 2013): 373 – 377.

4. R. Ginzberg, "Three Years with Hans Berger: A Contribution to His Biography," *Journal of the History of Medicine and Allied Sciences* 4, no. 1 (1949): 361 – 371.

5. D. Millett, "Hans Berger: From Psychic Energy to the EEG," *Perspectives in Biology and Medicine* 44, no. 4 (Fall 2001): 522 – 542.

6. L. Leclair-Visonneau, D. Oudiette, B. Gaymard, S. Leu-Semenescu, and I. Arnulf, "Do the Eyes Scan Dream Images during Rapid Eye Movement Sleep? Evidence from the Rapid Eye Movement Sleep Behaviour Disorder Model," *Brain* 133, no. 6 (June 2010): 1737 – 1746.

7. C. D. Clemente and M. B. Sterman, "Limbic and Other Forebrain Mechanisms in Sleep Induction and Behavioral Inhibition," *Progress in Brain Research* 27 (1967): 34 – 47.

8. M. J. McGinty and M. B. Sterman, "Sleep Suppression After Basal Forebrain Lesions In the Cat," *Science* 160, no. 3833 (June 1968):

1253 – 1255.

9. G. Moruzzi, H. W. Magoun, "Brain Stem Reticular Formation and Activation of the EEG," *The Journal of Neuropsychiatry and Clinical Neurosciences* 7, no. 2 (Spring 1995): 251 – 267.

10. H. H. Webster and B. E. Jones, "Neurotoxic Lesions of the Dorsolateral Pontomesencephalic Tegmentum Cholinergic Cell Area in the Cat. II. Effects upon Sleep Waking States," *Brain Research* 458, no. 2 (August 1988): 285 – 302.

11. M. Thakkar, C. Portas, and R. W. McCarley, "Chronic Low-Amplitude Electrical Stimulation of the Laterodorsal Tegmental Nucleus of Freely Moving Cats Increases REM Sleep," *Brain Research* 723, no. 1 – 2 (June 1996): 223 – 227.

12. L. Lin, J. Faraco, R. Li, H. Kadotani, W. Rogers, X. Lin, X. Qiu, P. J. de Jong, S. Nishino, and E. Mignot, "The Sleep Disorder Canine Narcolepsy Is Caused by a Mutation in the Hypocretin (Orexin) Receptor 2 Gene," *Cell* 98, no. 3 (August 1999): 365 – 376.

13. T. C. Thannickal, R. Y. Moore, R. Nienhuis, L. Ramanathan, S. Gulyani, M. Aldrich, M. Cornford, J. M. Siegel, "Reduced Number of Hypocretin Neurons in Human Narcolepsy," *Neuron* 27, no. 3 (September 2000): 469 – 74.

14. A. M. Chang, D. Aeschbach, J. F. Duffy, and C. A. Czeisler, "Evening Use of Light Emitting Ereaders Negatively Affects Sleep, Circadian Timing, and Next Morning Alertness," *Proceedings of the National Academy of Sciences of the United States of America* 112, no. 4 (January 2015): 1232 – 1237.

15. F. K. Stephan and I. Zucker, "Circadian Rhythms in Drinking Behavior and Locomotor Activity of Rats are Eliminated by Hypothalamic Lesions," *Proceedings of the National Academy of Sciences of the United States of America* 69, no. 6 (June 1972): 1583 – 1586.

16. D. C. Mitchell, C. A. Knight, J. Hockenberry, R. Teplansky, and T. J. Hartman, "Beverage Caffeine Intakes in the U. S. ," *Food and Chemical Toxicology* 63 (January 2014): 136 – 142.

17. E. S. Ford, T. J. Cunningham, W. H. Giles, and J. B. Croft, "Trends in Insomnia and Excessive Daytime Sleepiness among U. S. Adults from 2002 to 2012," *Sleep Medicine* 16, no. 3 (March 2015): 372 – 378.

18. A. Aldridge, J. Bailey, and A. H. Neims, "The Disposition of Caffeine during and after Pregnancy," *Seminars in Perinatology* 5, no. 4 (October 1981): 310 – 314.

19. C. Drake, T. Roehrs, J. Shambroom, and T. Roth, "Caffeine Effects on Sleep Taken 0, 3, or 6 Hours before Going to Bed," *Journal of Clinical Sleep Medicine* 9, no. 11 (November 2013): 1195 – 1200.

20. E. Ferracioli-Oda, A. Qawasmi, and M. H. Bloch, "Meta-Analysis: Melatonin for the Treatment of Primary Sleep Disorders," *PLoS One* 8, no. 5 (May 2013): e63773.

21. H. P. Landolt, E. Werth, A. A. Borbély, and D. J. Dijk, "Caffeine Intake (200 Mg) in the Morning Affects Human Sleep and EEG Power Spectra at Night," *Brain Research* 675, no. 1 – 2 (March 1995): 67 – 74.

第 4 章

1. M. Takeda, H. Tachibana, N. Shibuya, Y. Nakajima, B. Okuda, M. Sugita, and H. Tanaka, "Pure Anomic Aphasia Caused by a Subcortical Hemorrhage in the Left Temporo Parieto Occipital Lobe," *Internal Medicine Journal* 38, no. 3 (March 1999): 293 – 295.

2. J. S. Johnson and E. L. Newport, "Critical Period Effects in Second Language Learning: The Influence of Maturational State on the Acquisition of English as a Second Language," *Cognitive Psychology* 21, no. 1 (January 1989): 60 – 99.

3. J. K. Hartshorne, J. B. Tenenbaum, and S. Pinker, "A Critical Period

for Second Language Acquisition: Evidence from 2/3 Million English Speakers," *Cognition* 177 (August 2018): 263 – 277.

4. M. Brysbaert, M. Stevens, P. Mandera, and E. Keuleers, "How Many Words Do We Know? Practical Estimates of Vocabulary Size Dependent on Word Definition, the Degree of Language Input and the Participant's Age," *Frontiers in Psychology* 7 (July 2016): 1116.

5. P. Broca, "Remarks on the Seat of the Faculty of Articulated Language, Following an Observation of Aphemia (Loss of Speech)" trans. C. D. Green, *Bulletin de la Société Anatomique* 6 (1861): 330 – 357.

6. K. Amunts, A. Schleicher, U. Bürgel, H. Mohlberg, H. B. Uylings, and K. Zilles, "Broca's Region Revisited: Cytoarchitecture and Intersubject Variability," *Journal of Comparative Neurology* 412, no. 2 (1999): 319 – 341.

7. M. S. Gazzaniga and R. W. Sperry, "Language after Section of the Cerebral Commissures," *Brain* 90, no. 1 (March 1967): 131 – 148.

8. T. Rasmussen and B. Milner, "Clinical and Surgical Studies of the Cerebral Speech Areas in Man," in *Cerebral localization*, eds. K. J. Zulch, O. Creutzfeld, and G. C. Galbraith (New York: Springer-Verlag, 1975), 238 – 257.

9. A. K. Lindell, "In Your Right Mind: Right Hemisphere Contributions to Language Processing and Production," *Neuropsychol Review* 16, no. 3 (September 2006): 131 – 148.

10. N. Geschwind, "The Organization of Language and the Brain," *Science* 170, no. 3961 (November 1970): 940 – 944.

11. P. Tremblay and A. S. Dick, "Broca and Wernicke are Dead, or Moving Past the Classic Model of Language Neurobiology," *Brain and Language* 162 (November 2016): 60 – 71.

12. A. Cooke, E. B. Zurif, C. DeVita, D. Alsop, P. Koenig, J. Detre, J. Gee, M. Piñango, J. Balogh, and M. Grossman, "Neural Basis for

Sentence Comprehension: Grammatical and Short Term Memory Compo-
nents," *Human Brain Mapping* 15, no. 2 (February 2002): 80 – 94.

13. N. Nishitani, M. Schürmann, K. Amunts, and R. Hari, "Broca's Re-
gion: From Action to Language," *Physiology* (*Bethesda*) 20 (February
2005): 60 – 69.

14. J. R. Binder, "The Wernicke Area: Modern Evidence and a Reinter-
pretation," *Neurology* 85, no. 24 (December 2015): 2170 – 2175.

15. Tremblay and Dick, "Broca and Wernicke are Dead," 60 – 71.

16. V. Fromkin, S. Krashen, S. Curtiss, D. Rigler, and M. Rigler, "The
Development of Language in Genie: A Case of Language Acquisition
Beyond the 'Critical Period.'" *Brain and Language* 1 (1974): 81 –
107.

17. M. Dapretto and E. L. Bjork, "The Development of Word Retrieval A-
bilities in the Second Year and Its Relation to Early Vocabulary
Growth," *Child Development* 71, no. 3 (May – June 2000): 635 – 648.

18. J. S. Johnson and E. L. Newport, "Critical Period Effects in Second
Language Learning: The Influence of Maturational State on the Acquisi-
tion of English as a Second Language," *Cognitive Psychology* 21, no. 1
(January 1989): 60 – 99.

19. Ibid.

20. O. Adesope, T. Lavin, T. Thompson, and C. Ungerleider, "A Systematic
Review and Meta-Analysis of the Cognitive Correlates of Bilingualism,"
Review of Educational Research 80, no. 2 (2010): 207 – 245.

21. E. Bialystok, F. L. Craik, and M. Freedman, "Bilingualism as a Pro-
tection against the Onset of Symptoms of Dementia," *Neuropsychologia*
45 (2007): 459 – 464.

22. P. K. Kuhl, F. M. Tsao, and H. M. Liu, "Foreign-Language Experience
in Infancy: Effects of Short Term Exposure and Social Interaction on
Phonetic Learning," *Proceedings of the National Academy of Sciences of*

the United States of America 100, no. 15 (July 2003): 9096 – 9101.

第 5 章

1. A. Dolan, "Always Smiling, the Stroke Patient Who Can't Feel Sad," *The Daily Mail*, August 12, 2013, Health, http://www.dailymail.co.uk/health/article-2389891/Always smiling stroke patient feel sad Condition leaves Grandfather permanently happy prone fits giggles inappropriate times.html.

2. D. J. Felleman and D. C. Van Essen, "Distributed Hierarchical Processing in the Primate Cerebral Cortex," *Cerebral Cortex* 1, no. 1 (1991): 1 – 47.

3. P. Broca, "Comparative Anatomy of the Cerebral Convolutions: The Great Limbic Lobe and the Limbic Fissure in the Mammalian Series," *Journal of Comparative Neurology* 523, no. 17 (December 2015): 2501 – 2554.

4. J. W. Papez, "A Proposed Mechanism of Emotion," *Archives of Neurology and Psychiatry* 38 (1937): 725 – 743.

5. P. D. MacLean, "Some Psychiatric Implications of Physiological Studies on Frontotemporal Portion of Limbic System (Visceral Brain)," *Electroencephalography and Clinical Neurophysiology* 4, no. 4 (November 1952): 407 – 418.

6. M. S. George, T. A. Ketter, P. I. Parekh, B. Horwitz, P. Herscovitch, and R. M. Post, "Brain Activity during Transient Sadness and Happiness in Healthy Women," *American Journal of Psychiatry* 152, no. 3 (March 1995): 341 – 351.

7. H. S. Mayberg, M. Liotti, S. K. Brannan, S. McGinnis, R. K. Mahurin, P. A. Jerabek, J. A. Silva, et al., "Reciprocal Limbic Cortical Function and Negative Mood: Converging PET Findings in Depression and Normal Sadness," *American Journal of Psychiatry* 156, no. 5 (May 1999): 675 – 682.

8. P. E. Greenberg, R. C. Kessler, H. G. Birnbaum, S. A. Leong, S. W.

Lowe, P. A. Berglund, and P. K. Corey Lisle, "The Economic Burden of Depression in the United States: How Did It Change between 1990 and 2000?" *Journal of Clinical Psychiatry* 64, no. 12 (December 2003): 1465 – 1475.

9. B. Voinov, W. D. Richie, and R. K. Bailey, "Depression and Chronic Diseases: It Is Time for a Synergistic Mental Health and Primary Care Approach," *The Primary Care Companion for CNS Disorders* 15, no. 2 (2013): PCC. 12r01468.

10. A. Mykletun, O. Bjerkeset, S. Overland, M. Prince, M. Dewey, and R. Stewart, "Levels of Anxiety and Depression as Predictors of Mortality: The HUNT Study," *British Journal of Psychiatry* 195, no. 2 (August 2009): 118 – 125.

11. E. A. Osuch, T. A. Ketter, T. A. Kimbrell, M. S. George, B. E. Benson, M. W. Willis, P. Herscovitch, and R. M. Post, "Regional Cerebral Metabolism Associated with Anxiety Symptoms in Affective Disorder Patients," *Biological Psychiatry* 48, no. 10 (November 2000): 1020 – 1023.

12. Mayberg et al., "Reciprocal Limbic Cortical Function and Negative Mood," 675 – 682.

13. T. Hajek, J. Kozeny, M. Kopecek, M. Alda, and C. Höschl, "Reduced Subgenual Cingulate Volumes in Mood Disorders: A Meta-Analysis," *Journal of Psychiatry & Neuroscience* 33, no. 2 (March 2008): 91 – 99.

14. D. L. Dunner, A. J. Rush, J. M. Russell, M. Burke, S. Woodard, P. Wingard, and J. Allen, "Prospective, Long-Term, Multicenter Study of the Naturalistic Outcomes of Patients with Treatment Resistant Depression," *Journal of Clinical Psychiatry* 67 (2006): 688 – 695.

15. M. T. Berlim, A. McGirr, F. Van den Eynde, M. P. Fleck, and P. Giacobbe, "Effectiveness and Acceptability of Deep Brain Stimulation (DBS) of the Subgenual Cingulate Cortex for Treatment-Resistant

Depression: A Systematic Review and Exploratory Meta-Analysis," *Journal of Affective Disorders* 159 (April 2014): 31 – 38.

16. K. S. Choi, P. Riva-Posse, R. E. Gross, and H. S. Mayberg, "Mapping the 'Depression Switch' during Intraoperative Testing of Subcallosal Cingulate Deep Brain Stimulation," *JAMA Neurology* 72, no. 11 (November 2015): 1252 – 1260.

17. Ibid.

18. B. H. Bewernick, S. Kayser, V. Sturm, and T. E. Schlaepfer, "Long-Term Effects of Nucleus Accumbens Deep Brain Stimulation in Treatment-Resistant Depression: Evidence for Sustained Efficacy," *Neuropsychopharmacology* 37, no. 9 (August 2012): 1975 – 1985.

19. J. L. Price and W. C. Drevets, "Neural Circuits Underlying the Pathophysiology of Mood Disorders," *Trends in Cognitive Sciences* 16, no. 1 (January 2012): 61 – 71.

20. G. M. Cooney, K. Dwan, C. A. Greig, D. A. Lawlor, J. Rimer, F. R. Waugh, M. McMurdo, and G. E. Mead, "Exercise for Depression," *The Cochrane Database of Systematic Reviews* 12, no. 9 (September 2013): CD004366.

21. Quoted in: F. Lopez Munoz and C. Alamo, "Monoaminergic Neurotransmission: The History of the Discovery of Antidepressants from 1950s Until Today," *Current Pharmaceutical Design* 15 (2009): 1563 – 1586.

22. E. Shorter, *A History of Psychiatry: From the Era of the Asylum to the Age of Prozac* (New York: John Wiley & Sons, Inc. , 1997).

23. National Center for Health Statistics, "Health, United States, 2010: With Special Feature on Death and Dying," 2011 *Feb. Report.*

24. P. D. Kramer, *Listening to Prozac: A Psychiatrist Explores Antidepressant Drugs and the Remaking of the Self* (New York: Penguin Books, 1993).

25. R. Invernizzi, C. Velasco, M. Bramante, A. Longo, and R. Samanin, "Effect of 5-HT1A Receptor Antagonists on Citalopram-Induced Increase in Extracellular Serotonin in the Frontal Cortex, Striatum and Dorsal Hippocampus," *Neuropharmacology* 36, no. 45 (1997): 467 – 473.

26. G. R. Heninger, P. L. Delgado, and D. S. Charney, "The Revised Monoamine Theory of Depression: A Modulatory Role for Monoamines, Based on New Findings from Monoamine Depletion Experiments in Humans," *Pharmacopsychiatry* 29, no. 1 (1996): 2 – 11.

27. I. Kirsch, B. J. Deacon, T. B. Huedo Medina, A. Scoboria, T. J. Moore, and B. T. Johnson, "Initial Severity and Antidepressant Benefits: A Meta-Analysis of Data Submitted to the Food and Drug Administration," *PLoS Medicine* 5, no. 2 (2008): e4. It's important to note that this is a controversial area, and the research of Kirsch et al. has faced its fair share of criticism. Since the publication of the 2008 study by Kirsch et al., evidence has emerged that has both supported and contradicted their findings. Even the studies that have found antidepressants to be effective, however, typically have detected only modest effects.

28. X. Wang, L. Zhang, Y. Lei, X. Liu, X. Zhou, Y. Liu, M. Wang, et al., "Meta-Analysis of Infectious Agents and Depression," *Scientific Reports* 4 (2014): 4530.

29. M. Lucas, F. Mirzaei, A. Pan, O. I. Okereke, W. C. Willett, E. J. O'Reilly, K. Koenen, and A. Ascherio, "Coffee, Caffeine, and Risk of Depression among Women," *Archives of Internal Medicine* 171, no. 17 (September 2011): 1571 – 1578.

30. H. Hedegaard, S. C. Curtin, and M. Warner, "Suicide Mortality in the United States, 1999 – 2017," *NCHS Data Brief* 330 (November 2018): 1 – 7.

第 6 章

1. J. Cole, *Pride and a Daily Marathon* (Massachusetts: The MIT Press, 1991).

2. G. Fritsch and E. Hitzig, "Electric Excitability of the Cerebrum (Uber die elektrische Erregbarkeit des Grosshirns)," *Epilepsy & Behavior* 15, no. 2 (June 2009): 123 – 130.

3. M. Omrani, M. T. Kaufman, N. G. Hatsopoulos, and P. D. Cheney, "Perspectives on Classical Controversies about the Motor Cortex," *Journal of Neurophysiology* 118, no. 3 (September 2017): 1828 – 1848.

4. F. A. Azevedo, L. R. Carvalho, L. T. Grinberg, J. M. Farfel, R. E. Ferretti, R. E. Leite, W. Jacob Filho, R. Lent, and S. Herculano-Houzel, "Equal Numbers of Neuronal and Nonneuronal Cells Make the Human Brain an Isometrically Scaled-Up Primate Brain," *Journal of Comparative Neurology* 513, no. 5 (April 2009): 532 – 541.

5. H. C. Cheng, C. M. Ulane, and R. E. Burke, "Clinical Progression in Parkinson Disease and the Neurobiology of Axons," *Annals of Neurology* 67, no. 6 (June 2010): 715 – 725.

6. C. A. Davie, "A Review of Parkinson's Disease," *British Medical Bulletin* 86 (2008): 109 – 127.

7. J. Costa, N. Lunet, C. Santos, J. Santos, and A. Vaz-Carneiro, "Caffeine Exposure and the Risk of Parkinson's Disease: A Systematic Review and Meta-Analysis of Observational Studies," *Journal of Alzheimers Disease* 20, Suppl. 1 (2010): S221 – S238.

8. M. A. Hernán, B. Takkouche, F. Caamaño-Isorna, and J. J. Gestal-Otero, "A Meta-Analysis of Coffee Drinking, Cigarette Smoking, and the Risk of Parkinson's Disease," *Annals of Neurology* 52, no. 3 (September 2002): 276 – 284.

9. Y. Misu and Y. Goshima, "Is L-dopa an Endogenous Neurotransmitter?" *Trends in Pharmacological Sciences* 14, no. 4 (April 1993): 119 – 123.

10. T. A. Newcomer, P. A. Rosenberg, and E. Aizenman, "Iron-Mediated Oxidation of 3, 4 Dihydroxyphenylalanine to an Excitotoxin," *Journal of Neurochemistry* 64, no. 4 (1995): 1742 – 1748.

11. G. Porras, P. De Deurwaerdere, Q. Li, M. Marti, R. Morgenstern, R. Sohr, E. Bezard, M. Morari, W. G. Meissnera, "L Dopa-Induced Dyskinesia: Beyond an Excessive Dopamine Tone In the Striatum," *Scientific Reports* 4 (2014): 3730.

第 7 章

1. A. L. Diaz, "Do I Know You? A Case Study Of Prosopagnosia (Face Blindness)," *The Journal of School Nursing* 24, no. 5 (October 2008): 284 – 289.

2. I. Kennerknecht, T. Grueter, B. Welling, S. Wentzek, J. Horst, S. Edwards, and M. Grueter, "First Report of Prevalence of Non-Syndromic Hereditary Prosopagnosia (HPA)," *American Journal of Medical Genetics Part A* 140, no. 15 (August 2006): 1617 – 1622.

3. J. J. S. Barton and S. L. Corrow, "The Problem of Being Bad at Faces," *Neuropsychologia* 89 (August 2016): 119 – 124.

4. M. Tomasello, B. Hare, H. Lehmann, and J. Call, "Reliance on Head Versus Eyes in the Gaze Following of Great Apes and Human Infants: The Cooperative Eye Hypothesis," *Journal of Human Evolution* 52, no. 3 (March 2007): 314 – 320.

5. K. Koch, J. McLean, R. Segev, M. A. Freed, M. J. Berry, II, V. Balasubramanian, and P. Sterling, "How Much the Eye Tells the Brain," *Current Biology* 16, no. 14 (July 2006): 1428 – 1434.

6. "Facts about Color Blindness," National Eye Institute, last modified February 2015, https://nei. nih. gov/health/color_ blindness/facts_ about.

7. M. Siniscalchi, S. d'Ingeo, S. Fornelli, and A. Quaranta, "Are Dogs Red-Green Colour Blind?" *Royal Society Open Science* 4, no. 11 (No-

vember 2017）: 170869.

8. W. C. Gibson, "Pioneers in Localization of Function in the Brain," *Journal of the American Medical Association* 180 （June 1962）: 944 –951.

9. S. Finger, *Origins of Neuroscience* （New York: Oxford University Press, 1994）.

10. J. Zihl, D. von Cramon, and N. Mai, "Selective Disturbance of Movement Vision after Bilateral Brain Damage," *Brain* 106, pt. 2 （June 1983）: 313 –340.

11. J. Zihl and C. A. Heywood, "The Contribution of LM to the Neuroscience of Movement Vision," *Frontiers in Integrative Neuroscience* 9 （February 2015）: 6.

12. I. Gauthier, P. Skudlarski, J. C. Gore, and A. W. Anderson, "Expertise for Cars and Birds Recruits Brain Areas Involved in Face Recognition," *Nature Neuroscience* 3, no. 2 （February 2000）: 191 –197.

13. E. M. Caves, N. C. Brandley, and S. Johnsen, "Visual Acuity and the Evolution of Signals," *Trends in Ecology & Evolution* 33, no. 5 （May 2018）: 358 –372.

14. B. W. Rovner and R. J. Casten, "Activity Loss and Depression in Age-Related Macular Degeneration," *American Journal of Geriatric Psychiatry* 10, no. 3 （May – June 2002）: 305 –310.

15. A. Moos and J. Trouvain, "Comprehension of Ultra-Fast Speech-Blind Vs. ' Normally Hearing ' Persons," *Proceedings of the 16th International Congress of Phonetic Sciences* （August 2007）: 677 –680.

16. A. Gordon, *Echoes of an Angel: The Miraculous True Story of a Boy Who Lost His Eyes but Could Still See*, （Illinois: Tyndale Momentum, 2014）.

17. J. J. Chen, H. F. Chang, Y. C. Hsu, and D. L. Chen, "Anton Babinski Syndrome in an Old Patient: A Case Report and Literature Review," *Psychogeriatrics* 15, no. 1 （March 2015）: 58 –61.

18. N. Kim, D. Anbarasan, and J. Howard, "Anton Syndrome as a Result of MS Exacerbation," *Neurology Clinical Practice* 7, no. 2 (April 2017): e19 – e22.

第 8 章

1. B. P. Kolla, M. P. Mansukhani, R. Barraza, and J. M. Bostwick, "Impact of Dopamine Agonists on Compulsive Behaviors: A Case Series of Pramipexole-Induced Pathological Gambling," *Psychosomatics* 51, no. 3 (May – June 2010): 271 – 273.

2. J. Olds, "Pleasure Centers in the Brain," *Scientific American* 195, no. 4 (October 1956): 105 – 117.

3. H. De Wit and R. A. Wise, "Blockade of Cocaine Reinforcement In Rats with the Dopamine Receptor Blocker Pimozide, but Not with the Noradrenergic Blockers Phentolamine or Phenoxybenzamine," *Canadian Journal of Psychology* 31, no. 4 (December 1977): 195 – 203.

4. G. Di Chiara and A. Imperato, "Drugs Abused by Humans Preferentially Increase Synaptic Dopamine Concentrations in the Mesolimbic System of Freely Moving Rats," *Proceedings of the National Academy of Sciences of the United States of America* 85, no. 14 (July 1988): 5274 – 5278.

5. R. A. Wise, "The Dopamine Synapse and the Notion of 'Pleasure Centers' in the Brain," *Trends in Neurosciences* 3, no. 4 (1980): 91 – 95.

6. J. M. Nash, "Addicted: Why Do People Get Hooked?" *Time* 149, no. 18 (May 1997).

7. 我们可以通过表情评估老鼠的味觉偏好：当它们尝到一些自己讨厌的味道（比如苦味的溶液）时，通常会张着嘴巴，拼命摇头，反之，则会不断伸缩舌头，仿佛在舔嘴唇。有趣的是，人类婴儿对自己喜欢与讨厌的味道也有类似的反应，相关案例可见 K. C. Berridge and T. E. Robinson, "What Is the Role of Dopamine in Reward: Hedonic Impact, Reward Learning, or Incentive Salience?" *Brain Research Reviews* 28, no. 3 (December 1998): 309 – 369.

8. L. H. Brauer, and H. De Wit, "High Dose Pimozide Does Not Block AmphetamineInduced Euphoria in Normal Volunteers," *Pharmacology, Biochemistry, and Behavior* 56, no. 2 (February 1997): 265 – 272.

9. M. Pignatelli and A. Bonci, "Role of Dopamine Neurons in Reward and Aversion: A Synaptic Plasticity Perspective," *Neuron* 86, no. 5 (June 2015): 1145 – 1157.

10. J. E. Painter and J. North, "Effects of Visibility and Convenience on Snack Food Consumption," *Journal of the American Dietetic Association* 103, supplement 9 (September 2003): 166 – 167.

11. D. J. Nutt, A. Lingford Hughes, D. Erritzoe, and P. R. Stokes, "The Dopamine Theory of Addiction: 40 Years of Highs and Lows," *Nature Reviews Neuroscience* 16, no. 5 (May 2015): 305 – 312.

12. K. G. Berridge and M. L. Kringelbach, "Pleasure Systems in the Brain," *Neuron* 86, no. 3 (May 2015): 646 – 664.

13. Ibid.

14. D. C. Castro and K. C. Berridge, "Opioid Hedonic Hotspot in Nucleus Accumbens Shell: Mu, Delta, and Kappa Maps for Enhancement of Sweetness 'Liking' and 'Wanting,'" *Journal of Neuroscience* 34, no. 12 (March 2014): 4239 – 4250.

15. "Nationwide Trends," National Institute on Drug Abuse, last modified June 2015, https://www. drugabuse. gov/publications/drugfacts/nationwide-trends.

16. S. Sussman, N. Lisha, M. Griffiths, "Prevalence of the Addictions: A Problem of the Majority or the Minority?" *Evaluation & the Health Professions* 34, no. 1 (March 2011): 3 – 56.

17. Substance Abuse and Mental Health Services Administration, *Key Substance Use and Mental Health Indicators in the United States: Results from the 2016 National Survey on Drug Use and Health* (Maryland: Center for Behavioral Health Statistics and Quality, 2017).

18. Sussman et al. , "Prevalence of the Addictions," 3 – 56.

19. "Overdose Death Rates," National Institute on Drug Abuse, last modified January 2019, https：//www. drugabuse. gov/related-topics/trends statistics/overdose-death-rates.

20. T. E. Robinson and B. Kolb, "Structural Plasticity Associated with Exposure to Drugs of Abuse," *Neuropharmacology* 47, Suppl. 1 (2004)： 33 – 46.

21. A. R. Childress, R. N. Ehrman, Z. Wang, Y. Li, N. Sciortino, J. Hakun, W. Jens, et al. , "Prelude to Passion：Limbic Activation by 'Unseen' Drug and Sexual Cues," *PLoS One* 3, no. 1 (January 2008)： e1506.

22. M. Muraven, "Practicing Self-Control Lowers the Risk of Smoking Lapse," *Psychology of Addictive Behaviors* 24, no. 3 (September 2010)： 446 – 452.

23. R. Z. Goldstein and N. D. Volkow, "Dysfunction of the Prefrontal Cortex in Addiction：Neuroimaging Findings and Clinical Implications," *Nature Reviews Neuroscience* 12, no. 11 (October 2011)： 652 – 669.

24. G. F. Koob and N. D. Volkow, "Neurobiology of Addiction：A Neurocircuitry Analysis," *Lancet Psychiatry* 3, no. 8 (August 2016)： 760 – 773.

25. C. Lopez Quintero, D. S. Hasin, J. P. de Los Cobos, A. Pines, S. Wang, B. F. Grant, and C. Blanco, "Probability and Predictors of Remission from Life Time Nicotine, Alcohol, Cannabis or Cocaine Dependence：Results from the National Epidemiologic Survey on Alcohol and Related Conditions," *Addiction* 106, no. 3 (March 2011)： 657 – 669.

第 9 章

1. *A Life Without Pain*. Movie. Directed by M. Gilbert. Frozen Feet Films, 2015.

2. J. J. Cox, F. Reimann, A. K. Nicholas, G. Thornton, E. Roberts, K. Springell, G. Karbani, et al. , "An SCN9A Channelopathy Causes

Congenital Inability to Experience Pain," *Nature* 444, no. 7121 (December 2006): 894 – 898.

3. M. Berthier, S. Starkstein, and R. Leiguarda, "Asymbolia for Pain: A Sensory Limbic Disconnection Syndrome," *Annals of Neurology* 24, no. 1 (July 1988): 41 – 49.

4. H. K. Beecher, "Relationship of Significance of Wound to Pain Experienced," *Journal of the American Medical Association* 161, no. 17 (August 1956): 1609 – 1613.

5. D. V. Reynolds, "Surgery in the Rat during Electrical Analgesia Induced by Focal Brain Stimulation," *Science* 164, no. 3878 (April 1969): 444 – 445.

6. H. Boecker, G. Henriksen, T. Sprenger, I. Miederer, F. Willoch, M. Valet, A. Berthele, and T. R. Tölle, "Positron Emission Tomography Ligand Activation Studies in the Sports Sciences: Measuring Neurochemistry in Vivo," *Methods* 45, no. 4 (August 2008): 307 – 318.

7. J. Dum, C. Gramsch, and A. Herz, "Activation of Hypothalamic Beta Endorphin Pools by Reward Induced by Highly Palatable Food," *Pharmacology, Biochemistry, & Behavior* 18, no. 3 (March 1983): 443 – 447.

8. J. S. Odendaal and R. A. Meintjes, "Neurophysiological Correlates of Affiliative Behaviour between Humans and Dogs," *Veterinary Journal* 165, no. 3 (May 2003): 296 – 301.

9. R. D. Treede, W. Rief, A. Barke, Q. Aziz, M. I. Bennett, R. Benoliel, M. Cohen, et al. , "A Classification of Chronic Pain for ICD-11," *Pain* 156, no. 6 (June 2015): 1003 – 1007.

10. R. J. Crook, K. Dickson, R. T. Hanlon, and E. T. Walters, "Nociceptive Sensitization Reduces Predation Risk," *Current Biology* 24, no. 10 (May 2014): 1121 – 1125.

11. E. Ernst, "Acupuncture: What Does the Most Reliable Evidence Tell Us?" *Journal of Pain and Symptom Management* 37, no. 4 (April 2009): 709 – 714.

12. "Overdose Death Rates," National Institute on Drug Abuse, last modified January 2019, https://www.drugabuse.gov/related-topics/trends-statistics/overdose-death-rates.

第 10 章

1. S. Aglioti, N. Smania, M. Manfredi, and G. Berlucchi, "Disownership of Left Hand and Objects Related to It in a Patient with Right Brain Damage," *Neuroreport* 8, no. 1 (December 1996): 293 – 296.

2. K. M. O'Craven, P. E. Downing, and N. Kanwisher, "fMRI Evidence for Objects as the Units of Attentional Selection," *Nature* 401, no. 6753 (October 1999): 584 – 587.

3. M. Corbetta and G. L. Shulman, "Human Cortical Mechanisms of Visual Attention during Orienting and Search," *Philosophical Transactions of the Royal Society of London* 353, no. 1373 (August 1998): 1353 – 1362.

4. M. Corbetta, J. M. Kincade, J. M. Ollinger, M. P. McAvoy, and G. L. Shulman, "Voluntary Orienting Is Dissociated from Target Detection in Human Posterior Parietal Cortex," *Nature Neuroscience* 3, no. 3 (March 2000): 292 – 297.

5. M. Corbetta and G. L. Shulman, "Control of Goal Directed and Stimulus Driven Attention in the Brain," *Nature Reviews Neuroscience* 3, no. 3 (March 2002): 201 – 215.

6. Ibid.

7. Ibid.

8. N. Wood and N. Cowan, "The Cocktail Party Phenomenon Revisited: How Frequent are Attention Shifts to One's Name in an Irrelevant Auditory Channel?" *Journal of Experimental Psychology*: *Learning, Memory, and Cognition* 21, no. 1 (January 1995): 255 – 260.

9. D. J. Simons and C. F. Chabris, "Gorillas in Our Midst: Sustained Inattentional Blindness for Dynamic Events," *Perception* 28, no. 9 (1999): 1059 – 1074.

10. D. L. Strayer, F. A. Drews, and D. J. Crouch, "A Comparison of the Cell Phone Driver and the Drunk Driver," *Human Factors* 48, no. 2 (Summer 2006): 381 –391.

11. J. K. Caird, K. A. Johnston, C. R. Willness, M. Asbridge, and P. Steel, "A Meta-Analysis of the Effects of Texting on Driving," *Accident: Analysis and Prevention* 71 (October 2014): 311 –318.

12. A. Furnham and L. Strbac, "Music Is as Distracting as Noise: The Differential Distraction of Background Music and Noise on the Cognitive Test Performance of Introverts and Extraverts," *Ergonomics* 45, no. 3 (February 2002): 203 –217.

13. G. B. Armstrong and L. Chung, "Background Television and Reading Memory in Context: Assessing TV Interference and Facilitative Context Effects on Encoding Versus Retrieval Processes," *Communication Research* 27, no. 3 (June 2000): 327 –352.

14. E. A. Roth and K. H. Smith, "The Mozart Effect: Evidence for the Arousal Hypothesis," *Perceptual and Motor Skills* 107, no. 2 (October 2008): 396 –402.

15. J. M. Watson and D. L. Strayer, "Supertaskers: Profiles in Extraordinary Multitasking Ability," *Psychonomic Bulletin & Review* 17, no. 4 (August 2010): 479 –485.

16. Ibid.

17. E. Ophir, C. Nass, and A. D. Wagner, "Cognitive Control in Media Multitaskers," *Proceedings of the National Academy of Sciences of the United States of America* 106, no. 37 (September 2009): 15583 –15587.

18. M. D. Mrazek, M. S. Franklin, and D. T. Phillips, "Mindfulness Training Improves Working Memory Capacity and GRE Performance While Reducing Mind Wandering," *Psychological Science* 24, no. 5 (March 2013): 776 –781.

19. C. H. Hillman, M. B. Pontifex, L. B. Raine, D. M. Castelli, E. E. Hall, and A. F. Kramer, "The Effect of Acute Treadmill Walking on Cognitive Control and Academic Achievement in Preadolescent Children," *Neuroscience* 159, no. 3 (March 2009): 1044–1054.

20. "Attention Deficit/Hyperactivity Disorder (ADHD)," Centers for Disease Control and Prevention, last modified September 21, 2018, https://www.cdc.gov/ncbddd/adhd/data.html.

21. E. Bowton, C. Saunders, K. Erreger, D. Sakrikar, H. J. Matthies, N. Sen, T. Jessen, et al., "Dysregulation of Dopamine Transporters via Dopamine D2 Autoreceptors Triggers Anomalous Dopamine Efflux Associated with Attention Deficit Hyperactivity Disorder," *Journal of Neuroscience* 30, no. 17 (April 2010): 6048–6057.

22. N. del Campo, T. D. Fryer, Y. T. Hong, R. Smith, L. Brichard, J. Acosta-Cabronero, S. R. Chamberlain, et al., "A Positron Emission Tomography Study of Nigro-Striatal Dopaminergic Mechanisms Underlying Attention: Implications for ADHD and Its Treatment," *Brain* 136, no. 11 (November 2013): 3252–3270.

23. B. S. Molina, S. P. Hinshaw, J. M. Swanson, L. E. Arnold, B. Vitiello, P. S. Jensen, J. N. Epstein, et al., "The MTA at 8 Years: Prospective Follow Up of Children Treated for Combined Type ADHD in a Multisite Study," *Journal of the American Academy of Child & Adolescent Psychiatry* 48, no. 5 (May 2009): 484–500.

后 记

我们对大脑的理解一直在深入，就像其他学科一样，神经科学也在不断地自我修正。我们常在几十年的时间里依赖一种大脑工作的范式，而新的证据一旦出现，老的范式就要大改。然而，这种自我修正绝非科学方法的短板，反而是它的优势之一。尽管我们无法确定当前关于大脑的结论是否真的反映了真实情况，但我们可以确信任何错误最终都会通过科学研究得到纠正。

因此，尽管我小心翼翼地确保本书中所有的信息都是最新的，但随着时间的推移，由于神经科学的进步和观点的演进，至少有一些信息注定会过时。即便本书中的所有细节在未来几年内仍然有效，它们也仅代表了我们当下对大脑的认识的一小部分。在过去的十年里，我一直在努力学习与神经系统有关的知识，但依然有很多东西我没有完全理解，可能还有更多的东西我根本没有意识到。

我想说的是，对大脑的研究是一场无止境的探索，总有更多瑰丽的奇景等待我们发现。

不论如何，这场探索都值回票价，如果你加入其中，定会发现不虚此行！因此，我鼓励你们这样做。以本书为起点，再捧起另一本书，观看一些视频和纪录片，或者在学院或大学注册神经科学课程。在很多方面，你的大脑就是你。除了研究这个孕育了你整个人格的复杂器官，还有什么更好的方法来了解你自己，以及你所有那些看似无法解释的行为？

我希望能借助本书与你们分享一些我对大脑的热情。对这个不可思议的小宇宙，是时候寻找你自己渴望的答案了。如果这就是你关注大脑的起点，我要对你表示羡慕，因为在我的一生中，再没有哪个时刻比我开始这段旅程时更激动人心的了；如果你一贯爱好神经科学，希望你能继续搜集关于大脑的知识，我将与你分享沿途的惊喜与热情。不管怎样，愿你享受这场探索之旅，以及它行将呈现的一切惊人的启迪！